जीवनदायिनी पानी

आयोनाइज के बारे में तथ्य...

सुदेश मालिक

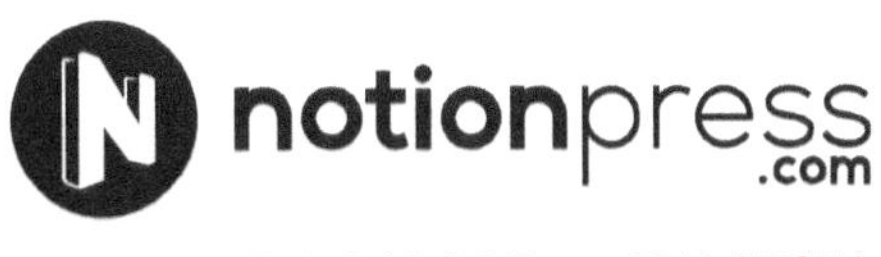

ISBN
Hardcase 979-8-89929-694-9
Paperback 979-8-89724-792-9

अस्वीकरण

स्वास्थ्य संबंधी पुस्तकों के लिए चिकित्सा अस्वीकरण आवश्यक होते हैं। भले ही मेरे पास चिकित्सा योग्यता या स्वास्थ्य क्षेत्र में औपचारिक प्रशिक्षण न हो, लेकिन अच्छे स्वास्थ्य की यात्रा को समझने के लिए क्या आवश्यक है? ज्ञान को एक डॉक्टरेट या नाम के पीछे के कुछ अक्षरों तक सीमित या परिभाषित नहीं किया जा सकता। मैंने स्वास्थ्य और तंदुरुस्ती के बारे में जो कुछ भी जाना है, वह व्यापक अनुसंधान, प्रयास और त्रुटि, और स्वास्थ्य के बारे में अनगिनत वार्तालापों के माध्यम से सीखा है। जहां मैं औपचारिक प्रशिक्षण में कमी महसूस करता हूं, वहां मैं अपने अनुभवों के माध्यम से बहुत कुछ सीख चुका हूं। इस पुस्तक में आप जो कुछ पढ़ते हैं, वह केवल मेरे स्वयं के अनुभवों से संबंधित अवलोकन हैं कि क्यों आयनीकृत पानी इतना स्वस्थ है।

अब, चिकित्सा और कानूनी अस्वीकरण:

इस पुस्तक का उद्देश्य शिक्षा देना है। यह इस समझ के साथ है कि प्रकाशक और लेखक की इस पुस्तक में दी गई जानकारी के कारण या कथित कारण से किसी भी प्रकार की चोट के लिए कोई जिम्मेदारी या उत्तरदायित्व नहीं होगा। यह पुस्तक किसी भी तरह से पेशेवर चिकित्सा सलाह के स्थान पर सेवा करने के इरादे से नहीं है। बल्कि, इसका उद्देश्य यह दिखाना है कि उम्र बढ़ने की प्रक्रिया को धीमा किया जा सकता है और यहां तक कि इसे उलटा भी किया जा सकता है, और जब मानव शरीर की सबसे बुनियादी पोषण आवश्यकताओं को पूरा किया जाता है, तो उत्कृष्ट स्वास्थ्य प्राप्त किया जा सकता है। यदि आपको आवश्यकता महसूस हो, तो किसी भी प्रकार की बीमारी या रोग के लिए हमेशा डॉक्टर या अन्य चिकित्सा पेशेवर से परामर्श करें। हम यह स्वीकार करते हैं कि चिकित्सा के बारे में हमारा ज्ञान सीमित है और इसलिए हम कभी भी किसी को किसी भी कारण से चिकित्सा सलाह नहीं देंगे। चिकित्सा एक दिशा में है, और स्वास्थ्य दूसरी दिशा में। लेखक अपने व्यक्तिगत अनुभव के आधार पर स्वास्थ्य से संबंधित सलाह देते हैं।

**जीवनदायिनी पानी
जल ही जीवन है**

- सुदेश मालिक

मेरे टीम को समर्पित

मेघना मलिक

सतपाल सागर

प्रेमपाल सिंह

दीपक सिंह

मनोज तिवारी

रश्मि रंजन प्रधान

दौलत तुंगरिया

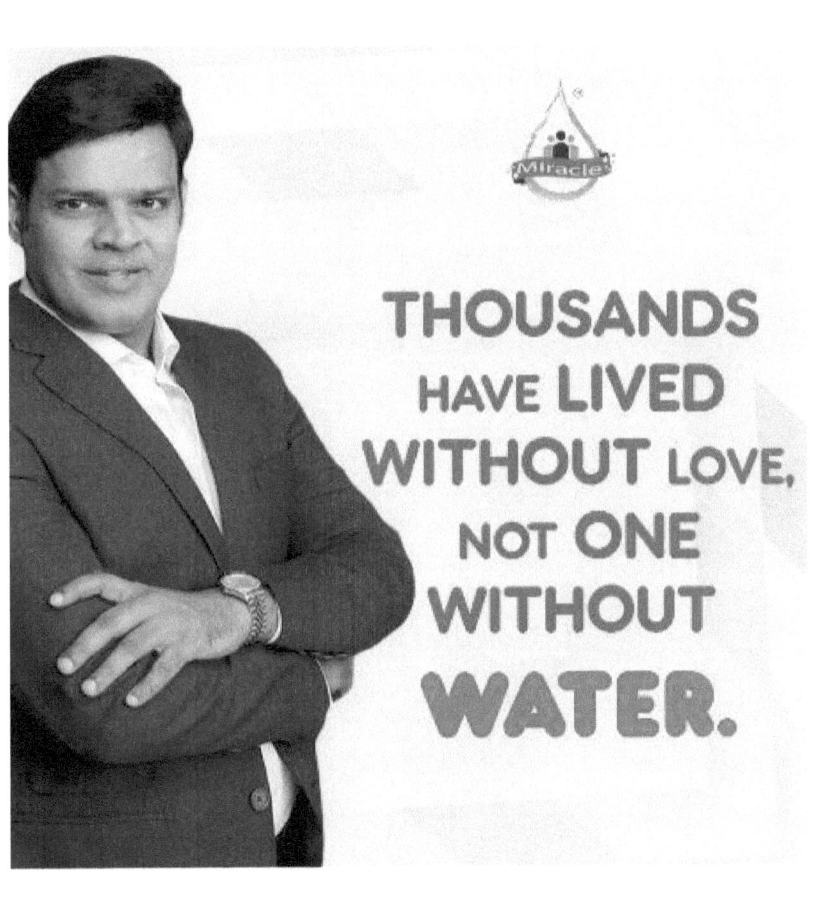
Miracle
THOUSANDS
HAVE LIVED
WITHOUT LOVE,
NOT ONE
WITHOUT
WATER.

अंतर्वस्तु

धन्यवाद

यह पुस्तक और आयनीकृत पानी के प्रति किया गया कार्य मेरे मिरेकल टीम के सदस्यों के समर्पण और समर्थन के बिना अधूरा होता। भारत भर से आपकी इस मिशन के प्रति जुनून ने आपको जीवन के विभिन्न क्षेत्रों से जोड़कर आपके समय, ऊर्जा और प्रयासों को स्वेच्छा से समर्पित किया है, ताकि अन्य लोग भी आयनीकृत पानी के लाभों को प्राप्त कर सकें। मैं आप सभी के प्रति गहरी और सच्ची कृतज्ञता व्यक्त करता हूँ। इस यात्रा का हिस्सा बनने के लिए धन्यवाद। मैं आपके साथ और आगे बढ़ने की प्रतीक्षा कर रहा हूँ।

विशेष धन्यवाद

भगवती प्रसाद पंत (हंडवानी)	सुवम नायक (पत्तामुंडई)
गणेश सुलाखिया (इंदौर)	संजीव कुमार (जालंधर)
गोलक चंद्र सेठी (कटक)	सुभाष मंढा (हनुमानगढ़)
मिलिंद ध्यानेश्वर (इंदौर)	तरुण अडवानी (मुंबई)
माधव सोलंकी (इंदौर)	त्रिपाठी बालाजी पात्रो (भुवनेश्वर)
मनीत पुरी (दिल्ली)	विवेक कुमार विवेक (प्रयागराज)
प्रमोद कुमार सेठी (भुवनेश्वर)	अजय कुमार सिन्हा (रांची)
रजत कुमार (दिल्ली)	पंकज लुंगे (अमरावती)
रमेश चंद्र सारोतिया (इंदौर)	प्रकाश कुमार वर्मा (बेगूसराय)

आपका फिर से धन्यवाद हमारे मिशन का हिस्सा बनने के लिए, जो अच्छे स्वास्थ्य को सबसे आसान और प्राकृतिक तरीके से, यानी पीने के पानी के माध्यम से फैला रहा है।

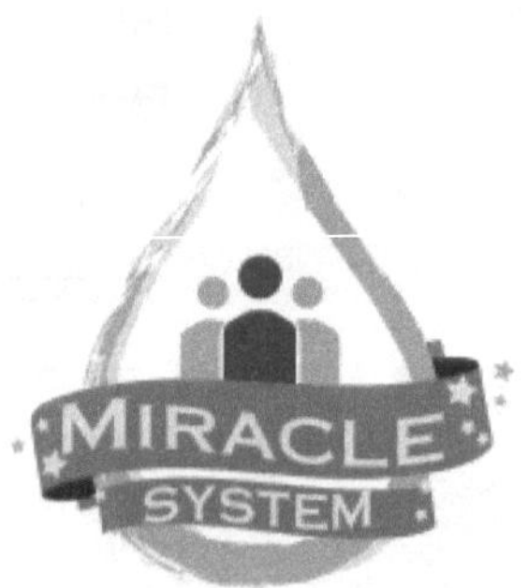

हमारे बारे में

मिरेकल एक स्वतंत्र और समान विचारधारा वाले लोगों का समूह है जो पूरे भारत में फैला हुआ है। हमारा मिशन है आयनीकृत पानी के माध्यम से परिवारों को बेहतर स्वास्थ्य तक पहुंचने में मदद करना। श्री सुदेश मलिक द्वारा स्थापित, हम मुंबई आधारित टीम हैं, जिसके पास देश भर में सक्रिय पूर्णकालिक और अंशकालिक स्वयंसेवक हैं। हमारे सदस्यों में विभिन्न पेशेवरों से संबंधित प्रतिष्ठित लोग शामिल हैं, जिनमें वैज्ञानिक, इंजीनियर, व्यवसायी, स्वास्थ्य उत्साही, शिक्षक और गृहणियां शामिल हैं, लेकिन इन्हीं तक सीमित नहीं हैं। मिरेकल टीम के प्रयासों के माध्यम से, आज देश भर में परिवार अच्छे स्वास्थ्य और कल्याण का आनंद ले रहे हैं।

हमारी टीम मुफ्त स्वास्थ्य संगोष्ठियों का आयोजन करती है ताकि जनता को यह सिखाया जा सके कि स्वस्थ रहना कितना आसान है। हम नियमित रूप से ऐसे कार्यक्रम भी आयोजित करते हैं जो लोगों को इस संदेश को प्रभावी ढंग से फैलाने के लिए प्रशिक्षित करते हैं। मिरेकल टीम नियमित रूप से अपने फेसबुक और यूट्यूब चैनलों पर शैक्षिक सामग्री का भंडार तैयार करती है ताकि अच्छे स्वास्थ्य के महत्व का संदेश फैलाया जा सके और जीवनशैली में सकारात्मक बदलाव लाया जा सके।

परिचय

वो दिन गए जब सादा नल का पानी शरीर को पोषण देने और प्रणाली को पोषक तत्वों से भरने के लिए पर्याप्त अमृत था। जैसे-जैसे नई पीढ़ी आगे बढ़ रही है, हम यह समझने लगे हैं कि यहां तक कि उनके पीने के पानी से भी हर बूंद पोषण निकालना कितना महत्वपूर्ण है। साथ ही, हर कोई अपनी सेहत को प्राथमिकता देने की महत्ता को पहचानने लगा है, खासकर तेज़-रफ़्तार जीवनशैली, तनाव, प्रदूषण, संदिग्ध खानपान और अस्वास्थ्यकर काम के घंटे होने के बावजूद। आखिरकार, अगर आपको अपने वजन के अनुसार प्रतिदिन 2 से 4 लीटर पानी पीना चाहिए, तो क्या आप नहीं चाहेंगे कि यह आपको पोषण, ऊर्जा, स्वास्थ्य में सुधार और बीमारियों से बचाए?

आज हम जो कुछ भी खाते-पीते हैं, उसमें विषाक्त पदार्थ होते हैं - हमारे भोजन, पेय पदार्थ और यहां तक कि अम्लीय पानी में भी। ये विषाक्त पदार्थ धीरे-धीरे समय के साथ हमारे प्रतिरक्षा तंत्र को कमजोर करते हैं और शरीर को बीमारियों के प्रति संवेदनशील बनाते हैं। हमारा शरीर 70% पानी से बना है, हम अपने पर्यावरण से लगातार चीजें अवशोषित कर रहे हैं, जो हम खाते हैं, जो हम सांस लेते हैं, और इसी तरह। औसत शहर का जल आपूर्ति परजीवियों, विषाणुओं, कीटनाशकों, हार्मोनों और विषाक्त पदार्थों से युक्त होती है जिन्हें केवल क्लोरीनीकरण से पूरी तरह समाप्त नहीं किया जा सकता। यह हमारे ऊपर है कि हम एक कदम आगे बढ़कर उस पानी की गुणवत्ता में सुधार करें, जिसे हम पीते हैं, और इसलिए जीवन की गुणवत्ता को बेहतर बनाएं।

जापान में अकेले अस्पतालों और क्लीनिकों ने 40 वर्षों से अधिक समय से विभिन्न बीमारियों से लड़ने के लिए सफलतापूर्वक विद्युत पुनर्गठित, षट्कोणीय, क्षारीय पानी का उपयोग किया है।

पानी सभी शारीरिक तरल पदार्थों और कार्यों का आधार है, जिसमें रक्त, लसीका और पाचन तरल पदार्थ शामिल हैं। यह पोषक तत्वों के परिवहन और अवशोषण के साथ-साथ अपशिष्ट को बाहर निकालने के लिए आवश्यक है। पानी हमारे शरीर के तापमान को नियंत्रित रखता है, जोड़ों को चिकनाई प्रदान

करता है, अंगों को गद्देदार बनाता है और ऊतकों को नम करता है। यह हमारे शरीर के भीतर संकेतों को ले जाने और संचारित करने में मदद करता है। कोशिकाओं के अंदर और बाहर पानी की गति महत्वपूर्ण मात्रा में ऊर्जा उत्पन्न करती है, यही कारण है कि थकान निर्जलीकरण के पहले और सबसे महत्वपूर्ण संकेतों में से एक है।

आयनीकृत क्षारीय और अम्लीय पानी न केवल उपभोग के लिए सुरक्षित होता है, बल्कि यह हमारे शरीर को होमियोस्टैसिस यानी हमारे पर्यावरण के साथ सही संतुलन तक पहुंचने में भी मदद करता है। पारंपरिक चिकित्सा, शरीर विज्ञान विशेषज्ञ और प्राकृतिक स्वास्थ्य विशेषज्ञ सुझाव देते हैं कि शरीर के pH संतुलन में मामूली बदलाव भी समग्र स्वास्थ्य और भलाई को प्रभावित कर सकते हैं, जिससे पुरानी थकान, दर्द, वजन में उतार-चढ़ाव और एथलेटिक प्रदर्शन में गिरावट आ सकती है। जो पानी आप रोज़ाना पीते हैं, वह आपके शरीर में दीर्घकालिक आधार पर pH स्तर को बनाए रखने में महत्वपूर्ण भूमिका निभाता है।

अब समय आ गया है कि आप अपने पानी पीने के तरीके पर पुनर्विचार करें।

मछली के कटोरे में जीवन, जैसा कि डॉ. डेव कारपेंटर द्वारा समझाया गया है

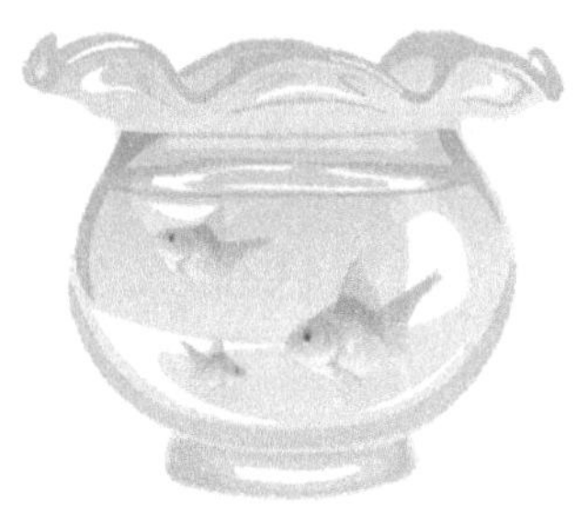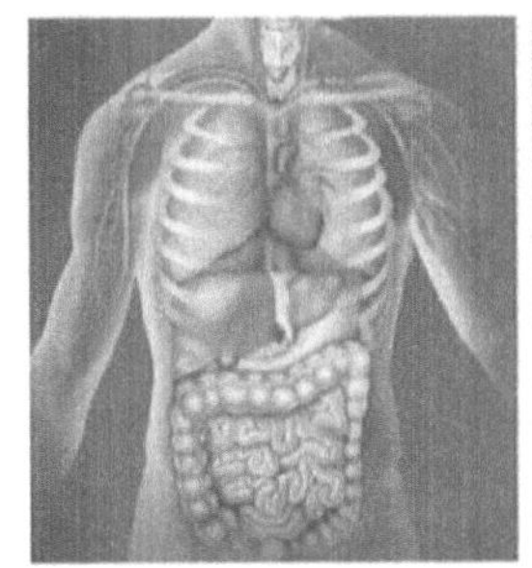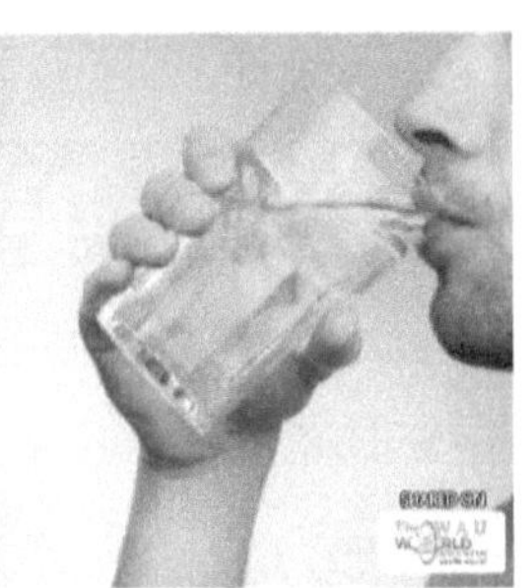

अपनी पर्यावरणीय स्थिति को मछली के कटोरे के रूप में सोचें। अगर पानी को नियमित रूप से नहीं बदला या फ़िल्टर नहीं किया जाता है, तो अपशिष्ट जमा हो जाते हैं और अंततः उसमें जीवन को समाप्त कर सकते हैं। जब पानी की कमी होती है, तो डिटॉक्सिफिकेशन (सेलुलर अपशिष्ट और पर्यावरणीय विषाक्त पदार्थों को हटाने की प्रक्रिया) सबसे पहले रुक जाती है।

शरीर में डिटॉक्सिफिकेशन के सभी मार्ग (जिगर-कोलन, गुर्दा-मूत्राशय, त्वचा-पसीना, फेफड़े-श्वास, और लिम्फेटिक प्रणाली) के लिए पानी आवश्यक होता है। जब पर्याप्त मात्रा में पानी उपलब्ध नहीं होता, तो अपशिष्ट उस द्रव में जमा हो जाते हैं जो प्रत्येक कोशिका को घेरता है और सभी डिटॉक्सिफिकेशन मार्ग सुस्त हो जाते हैं। हालांकि, शरीर अत्यधिक चतुर होता है और हमेशा अनुकूल होता है। जलविहीनता के तनाव में शरीर उन जगहों पर विषाक्त पदार्थों को संग्रहित करेगा जहाँ वे तुरंत महत्वपूर्ण जीवन प्रक्रियाओं में हस्तक्षेप नहीं करेंगे। विष और अपशिष्ट फैटी ऊतकों, जोड़ों, और धमनियों में जमा हो सकते हैं। अल्पकाल में जीवन संरक्षित रहता है, लेकिन दीर्घकालिक परिणाम स्पष्ट होते हैं।

प्रत्येक दिन पर्याप्त मात्रा में अच्छा पानी पीना मछली के कटोरे में पानी बदलने जैसा है। और जब तक आपको पानी पीना है, तो सबसे अच्छा पानी पिएं। विभिन्ने कारणों से, आयनीकृत पानी को पेशेवरों द्वारा सबसे अच्छा विकल्प माना जा रहा है।

मछली के कटोरे की जिम्मेदारी लेना

हर किसी ने मछली का कटोरा देखा है जिसे साफ करने की आवश्यकता है। कांच पर चिकनाई जमा हो जाती है और अपशिष्ट पानी को धुंधला कर देते हैं। जितना अधिक आप कटोरे को साफ करने में देरी करेंगे, काम उतना ही कठिन हो जाएगा और मछली खोने की संभावना उतनी ही बढ़ जाएगी। इस रूपक में, मछली आप हैं, और मछली के कटोरे की स्वच्छता आपके स्वास्थ्य का संकेतक है। अंततः, मछली के कटोरे को साफ रखने और मछली को जीवित रखने की जिम्मेदारी सिर्फ आपकी है।

पानी हर स्वास्थ्य देखभाल कार्यक्रम की नींव है। चूंकि आप **75%** पानी हैं, इसलिए जितना अच्छा पानी आप पा सकते हैं, उसे पीना आपके मछली के कटोरे को साफ रखने का एक बड़ा हिस्सा है। पुनर्रचित, आयनीकृत क्षारीय पानी पीना आपके मछली के कटोरे के पर्यावरण को समर्थन देने के लिए सबसे आसान चीज है।

1

आयोनाइज़र क्या है?

क्रोनिक डिज़ीज़ का मूल कारण

स्ट्रेस को एक तनावपूर्ण शक्ति, ताकतों का असंतुलन कहा जाता है।

बीमारी का मूल कारण अनियंत्रित स्ट्रेस है।

स्ट्रेस विरोध का एक रूप है जो किसी भी जीवन रूप में अनुकूलन, विकास और विकास को उत्तेजित करता है। स्ट्रेस केवल "बुरा" तब होता है जब यह अत्यधिक, असंतुलित और अपरिवर्तित हो।

स्ट्रेस ज़रूरी है - यह हमें काम करने और चीजों को पूरा करने में मदद करता है। इसे इस तरह से सोचें - दबाव का स्ट्रेस ग्रेफाइट को हीरे में बदल देता है। सूर्यप्रकाश का स्ट्रेस पौधों में क्लोरोफिल द्वारा कैप्चर किया जाता है और इसे एक ऊर्जा रूप (ग्लूकोज) में परिवर्तित किया जाता है जो पौधे की वृद्धि को पोषण देता है। जन्म प्रक्रिया का स्ट्रेस नई ज़िन्दगी को जन्म देता है। ग्रैंड कैन्यन, नियाग्रा फॉल्स और हवाई द्वीपों का निर्माण स्ट्रेस के कारण ही हुआ था। जब तक मांसपेशियों पर स्ट्रेस नहीं लगाया जाता, वे नहीं बढ़तीं और विकसित नहीं होतीं।

स्ट्रेस जीवन के लिए एक आवश्यक उत्तेजक है। यह सौंदर्य और विकास का उत्प्रेरक है। हालाँकि, जब स्ट्रेस हमारी सीमाओं को पार कर जाता है और हम इसे नियंत्रित और प्रबंधित नहीं कर पाते, तो असंतुलन और असंगति उत्पन्न होती है। तीन सबसे आम प्रकार के स्ट्रेस जो मैंने देखे और प्रबंधित किए हैं, ये हैं:

1. ऑक्सीडेटिव स्ट्रेस
2. एसिडिक स्ट्रेस
3. हाइड्रेशन स्ट्रेस

किसी के स्ट्रेस को प्रभावी ढंग से प्रबंधित करने के लिए, सबसे पहले प्रत्येक प्रकार के स्ट्रेस को समझना ज़रूरी है। जितना अधिक स्ट्रेस हमारी प्रणाली में इकट्ठा होता है, हमारी कोशिकाएँ उतनी ही अधिक तनावग्रस्त हो जाती हैं और हमारे शरीर को संतुलन प्राप्त करने में उतना ही अधिक प्रयास करना पड़ता है ताकि वह अच्छी तरह से ठीक हो सके।

अल्कलाइन आयोनाइज़्ड पानी अब तक उपलब्ध सबसे पोषक तत्वों से भरपूर पीने का पानी है। आयोनाइज़्ड पानी ऊपर बताए गए सभी स्ट्रेस का समाधान है, जो इलेक्ट्रोलिसिस नामक एक प्रक्रिया के माध्यम से बनाया जाता है।

आइए इलेक्ट्रोलिसिस को समझते हैं

नल के पानी में, जैसा कि हम जानते हैं, दो प्रकार के आयन होते हैं: खनिज आयन (कैल्शियम, मैग्नीशियम और पोटैशियम) और बाइकार्बोनेट आयन। पहले वाले में धनात्मक विद्युतचुंबकीय चार्ज होता है, जबकि दूसरे में ऋणात्मक विद्युतचुंबकीय चार्ज होता है। घरेलू पानी के आयनीकरण प्रणाली में विद्युतचुंबकत्व का उपयोग करके धनात्मक चार्ज वाले खनिजों को ऋणात्मक चार्ज वाले बाइकार्बोनेट से अलग किया जाता है। वाटर आयनाइज़र में चार्ज प्लेट्स लगी होती हैं जो चुंबक की तरह काम करती हैं। ये विपरीत चार्ज को आकर्षित करती हैं; जब यह होता है, तो आयन उस झिल्ली से गुजरते हैं जिसे हम बायपोलर एक्सचेंज मेम्ब्रेन कहते हैं, जो केवल आयनों को पारित करने की अनुमति देती है और अन्य प्रकार के कणों को फ़िल्टर कर देती है।

यह प्रक्रिया एक साथ क्षारीय और अम्लीय पानी बनाती है - प्रत्येक प्रकार के पानी को उनके संबंधित कक्षों में स्थानांतरित करके।

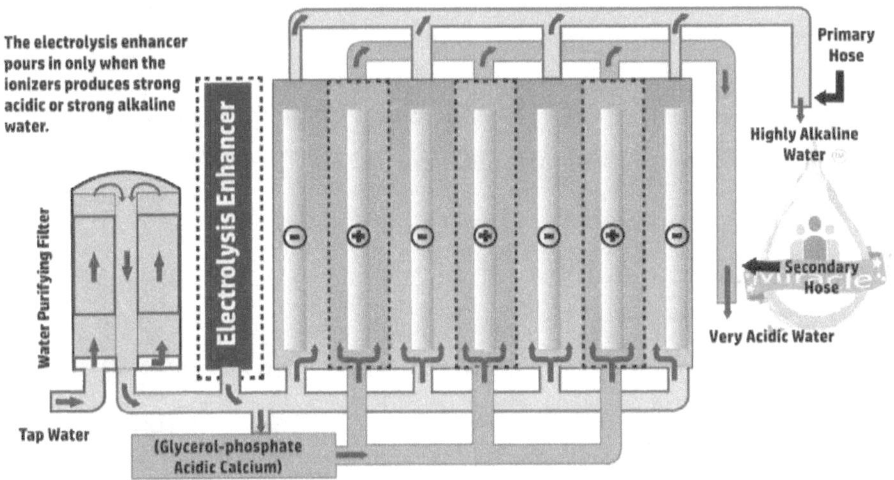

When producing strong acidic water, the primary hose will produce highly alkaline water while the secondary hose produces the very acidic water.

Titanium plates dipped in Platinum.

यह प्रक्रिया इस प्रकार होती है कि सामान्य पानी को नकारात्मक (कैथोड) और सकारात्मक (एनोड) ट्यूबों के ऊपर चलाया जाता है, जिससे उसे चार्ज दिया जाता है। इस प्रक्रिया में पानी में मौजूद खनिज आयनित हो जाते हैं (चार्ज प्राप्त करते हैं), जिससे धनात्मक आयन (हाइड्रोजन) और ऋणात्मक आयन (हाइड्रॉक्सिल) बनते हैं। इलेक्ट्रोड टाइटेनियम से बने होते हैं, जिसे सबसे कठोर धातु माना जाता है, और फिर उन्हें प्लेटिनम में डुबोया जाता है, जो बिजली का एक उत्कृष्ट संवाहक है।

आधिकारिक रूप से, इलेक्ट्रोलिसिस के दौरान पानी के अणु आयनीकरण की प्रक्रिया के माध्यम से पुनर्गठित होते हैं। अधिकांश वाणिज्यिक प्रक्रियाओं में, पहले पानी को एक उच्च-गुणवत्ता वाले फ़िल्टर से गुज़ारा जाता है ताकि सामान्य नल के पानी में मौजूद जैविक और अजैविक प्रदूषकों और सूक्ष्मजीवों के अंश हटा दिए जाएं। इस फ़िल्टर्ड पानी को फिर एक श्रृंखला में प्लेटिनम-कोटेड टाइटेनियम इलेक्ट्रोड्स के ऊपर से गुज़ारा जाता है। यदि पानी में

कैल्शियम, मैग्नीशियम और सोडियम जैसे खनिज होते हैं, तो पानी में विद्युत धारा प्रवाहित की जा सकती है और इलेक्ट्रोलिसिस की प्रक्रिया पूरी हो जाती है। अगर पानी में खनिज नहीं होते, तो कोई भी विद्युत धारा उसमें से नहीं गुजर सकती। ऐसा पानी 'डेड वाटर' कहा जाता है।

इलेक्ट्रोलिसिस उच्च मात्रा में ऊर्जा और एक उत्प्रेरक का उपयोग करके पानी के आणविक संरचना को बदलता है। यह निम्नलिखित तरीकों से करता है:

1. **pH:** विद्युत धारा पानी को हाइड्रोजन (H+) आयनों और हाइड्रॉक्सिल (OH-) आयनों में विभाजित कर देती है।

2. **ORP:** इलेक्ट्रोड्स से प्लेटिनम नैनोकण स्वतंत्र इलेक्ट्रॉनों को उत्पन्न करते हैं जो हाइड्रोजन आयनों के साथ मिलकर 'एक्टिव हाइड्रोजन' बनाते हैं।

3. **Micro-clustering:** पानी के अणुओं की चुंबकीय रेजोनेंस ऊर्जा को कम कर दिया जाता है।

जैसा कि पहले उल्लेख किया गया, कैथोड और पानी के अणुओं के बीच प्रतिक्रिया के परिणामस्वरूप सक्रिय हाइड्रोजन और हाइड्रॉक्सिल आयन उत्पन्न होते हैं, जो एक इलेक्ट्रॉन-दान करने वाला क्षारीय समाधान बनाते हैं। इसी बीच, एनोड पानी के अणुओं के साथ प्रतिक्रिया करता है और सक्रिय ऑक्सीजन और हाइड्रोजन आयन उत्पन्न करता है, जिससे एक ऑक्सीडाइज्ड, अम्लीय समाधान बनता है। मूल रूप से, इस इलेक्ट्रोलिसिस प्रक्रिया के माध्यम से, हमें दो अलग-अलग प्रकार का पानी मिलता है। आदर्श परिस्थितियों में, इन दोनों पानी की संयुक्त pH 14 होनी चाहिए। उदाहरण के लिए, अगर एक होज़ क्षारीय pH 8.5 वाला पानी उत्पन्न करता है, तो दूसरी होज़ pH 5.5 वाला पानी प्रदान करेगी।

तो, क्षारीय पानी और अम्लीय पानी में क्या अंतर है? क्षारीय पानी में सक्रिय हाइड्रोजन के कारण एंटीऑक्सीडेंट्स की प्रचुरता होती है। यह पानी उपभोग के लिए आदर्श है, क्योंकि यह कोशिका उपचार को सक्षम बनाता है, हाइड्रेट करता है और फ्री रैडिकल क्षति को न्यूट्रल करता है। दूसरी ओर,

अम्लीय पानी सक्रिय ऑक्सीजन के कारण ऑक्सीडाइजिंग एजेंट्स से भरपूर होता है। इस पानी में इसकी कम **pH** और ऑक्सीडाइजिंग गुण के कारण बैक्टीरिसाइडल गुण होते हैं।

संक्रामक सूक्ष्मजीवों पर प्रभाव, इसे स्थानीय उपयोग के लिए आदर्श बनाता है, जैसे घावों का इलाज, त्वचा की सफाई आदि।

आयनित पानी क्या है?

जैसा कि हमने पहले समझा, आयनीकरण का मतलब है एक इलेक्ट्रॉन प्राप्त करना या खोना और एक विद्युत चार्ज प्राप्त करना। जिस चार्ज को यह लेता है, उसके आधार पर, आयनित पानी को क्षारीय और अम्लीय पानी में वर्गीकृत किया जा सकता है। दोनों के पास अद्वितीय लाभ हैं - हालांकि, दोनों बहुत अलग और विशिष्ट उद्देश्यों की सेवा करते हैं।

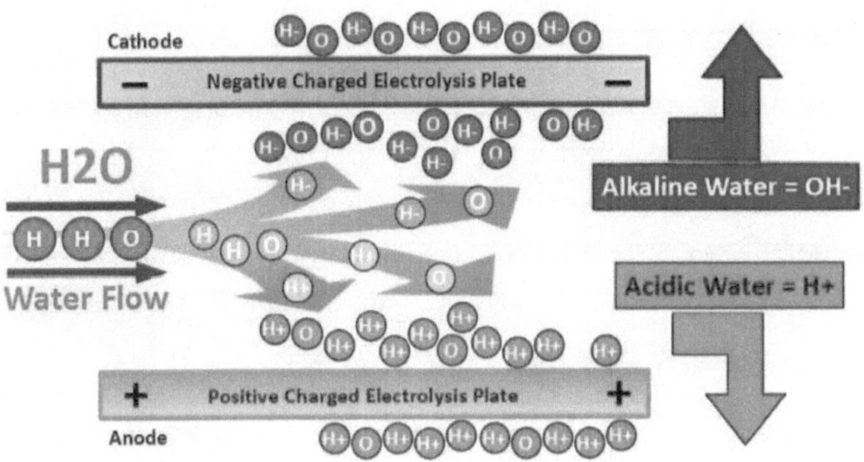

क्षारीय आयनित पानी

आंतरिक उपचार, शरीर को सुधारने और मरम्मत के लिए उपयोग किया जाता है और दैनिक, नियमित सेवन के लिए आदर्श है। दूसरी ओर, अम्लीय पानी को केवल बाहरी उपयोग के लिए सुरक्षित रखना चाहिए; जैसे कि मुँहासे, खरोंच

और घाव, रैशेज आदि। यह बैक्टीरियल स्वभाव का होता है और बागवानी के लिए भी उपयोगी हो सकता है, क्योंकि यह पौधों की वृद्धि को प्रोत्साहित करता है।

प्राकृतिक आयनित पानी

आयनित पानी कोई मानव निर्मित अवधारणा या सिंथेटिक मिश्रण नहीं है। आयनित पानी प्राकृतिक रूप से प्रचुर मात्रा में पाया जाता है। जब पानी चट्टानों से उछलता है और पहाड़ों से गिरता है, तो यह पृथ्वी से इलेक्ट्रॉन्स प्राप्त करता है, जो पहले से ही हमारे फ्री इलेक्ट्रॉन्स का सबसे बड़ा स्रोत है। पृथ्वी के खिलाफ पानी की तेज गति पानी को अधिक नकारात्मक आयन प्रदान करती है, जो इसे पीने वालों के स्वास्थ्य और भलाई पर शक्तिशाली प्रभाव डालती है। जबकि यह दुर्भाग्यपूर्ण है कि अधिकांश लोग झरने के पास नहीं रहते, घर में एक उच्च-गुणवत्ता वाला पानी आयनाइज़र अगला सबसे अच्छा विकल्प है। यह आपके घर के पानी को शुद्ध करता है और आपके नल को एक नकारात्मक आयन जनरेटर में बदल देता है।

यह पानी आपके शरीर से अम्लीय कचरे को बाहर निकालने में मदद करता है, फ्री रैडिकल्स को न्यूट्रल करता है और पानी को बेहतर हाइड्रेशन, पोषक तत्वों के अधिक प्रभावी अवशोषण, अधिक प्रभावशाली डिटॉक्सिफिकेशन, बढ़ी हुई मेटाबॉलिक दक्षता, और सुधारित कोशिका संचार के लिए संरचित करता है। यह वास्तव में आपके नल को एक युवा **fountain** में बदल देता है।

आप आयनित पानी को कई अन्य नामों से भी जान सकते हैं, जैसे:

इलेक्ट्रोलाइज्ड पानी, रिड्यूस्ड पानी, आयोनिक पानी, हाइड्रॉक्सिल पानी, क्षारीय पानी, अल्कलाई पानी, अल्कलाईज्ड पानी, क्लस्टर पानी, माइक्रो क्लस्टर पानी, माइक्रो पानी, आयन पानी, इलेक्ट्रॉन पानी आदि।

आयनित पानी और हमारे शरीर

जब हम पर्याप्त मात्रा में आयनित पानी पीते हैं, तो हम अपने शरीर की कोशिकाओं को क्षारीयता और एंटीऑक्सीडेंट्स से फ्लश करना शुरू कर देते

हैं, साथ ही साथ अपने सिस्टम को हाइड्रेट भी करते हैं। यह सफाई और पुनःपूर्ति की प्रक्रिया हमारे शरीर को स्वस्थ और सुचारू रूप से चलाने में मदद करती है।

गलतफहमी न करें, आयनित पानी कोई मानव निर्मित अवधारणा या सिंथेटिक निर्माण नहीं है। यह प्राकृतिक रूप से पहाड़ी झरनों, धाराओं और स्रोतों में प्रचुर मात्रा में उपलब्ध है। कैसे? पानी चट्टानों से उछलता है, जिससे हल्का आयनीकरण और हाइड्रॉक्सिल आयनों का निर्माण होता है। यही कारण है कि इन स्रोतों का पानी हमारे शरीर के लिए इतना समृद्ध होता है।

आयनित पानी की तीन मुख्य विशेषताएँ हैं:

- शक्तिशाली एंटीऑक्सीडेंट
- उच्च **pH** (क्षारीय)
- नैनो अणु या माइक्रो-क्लस्टर्ड

1. ऑक्सीडेशन-रिडक्शन पोटेंशियल (ORP)

आपके शरीर की कोशिकाओं को हर दिन खतरों का सामना करना पड़ता है। वायरस और संक्रमण उन पर हमला करते हैं। फ्री रैडिकल्स भी आपकी कोशिकाओं और डीएनए को नुकसान पहुंचा सकते हैं। कुछ कोशिकाएँ इस नुकसान से ठीक हो सकती हैं, जबकि अन्य नहीं हो पातीं। वैज्ञानिक मानते हैं कि फ्री रैडिकल्स नामक अणु उम्र बढ़ने की प्रक्रिया में योगदान दे सकते हैं। वे कैंसर, मधुमेह, और हृदय रोग जैसी बीमारियों में भी भूमिका निभा सकते हैं।

एंटीऑक्सीडेंट वे रसायन होते हैं जो फ्री रैडिकल्स द्वारा होने वाले नुकसान को रोकने या सीमित करने में मदद करते हैं। आपका शरीर फ्री रैडिकल्स को संतुलित करने के लिए एंटीऑक्सीडेंट्स का उपयोग करता है। यह उन्हें अन्य कोशिकाओं को नुकसान पहुंचाने से रोकता है। एंटीऑक्सीडेंट्स कुछ नुकसान से बचा सकते हैं और उसे उलट भी सकते हैं। वे आपके शरीर की रक्षा करते हैं और आपकी स्वास्थ्य को बेहतर बनाते हैं।

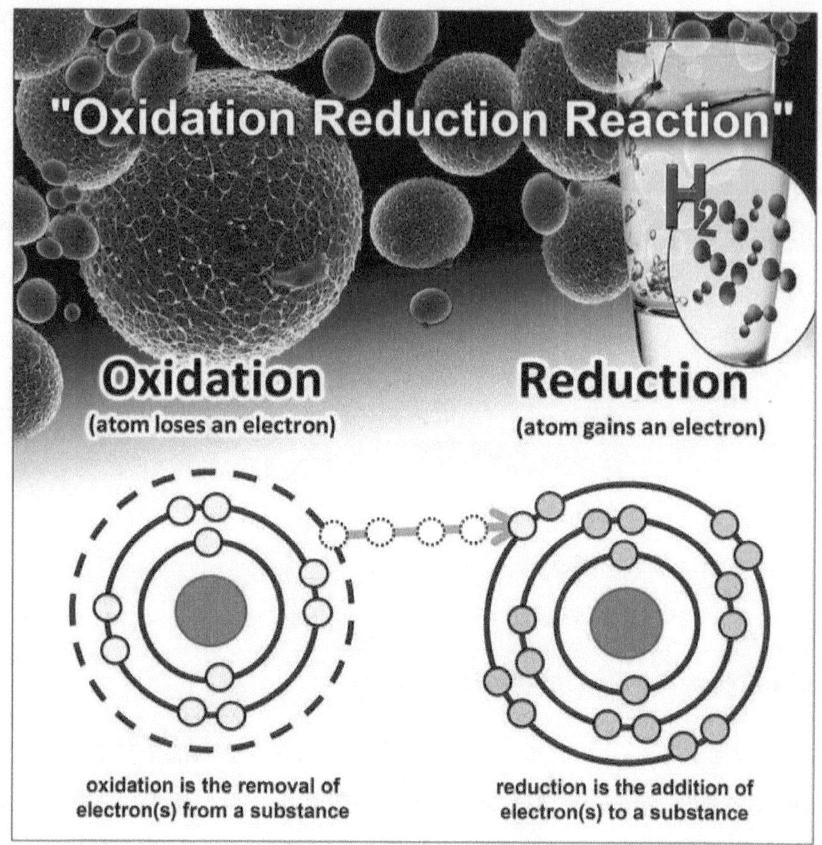

पानी में ऑक्सीकरण को मापने की इकाई **ORP** (ऑक्सीडेशन रिडक्शन पोटेंशियल) है। यह एक घोल की ऑक्सीकरण या रिडक्शन शक्ति की माप है। ऑक्सीकरण और रिडक्शन प्रतिक्रियाओं में इलेक्ट्रॉनों का आदान-प्रदान होता है। एक नकारात्मक **ORP** माप इलेक्ट्रॉनों की अधिशेषता को इंगित करता है, और जितनी अधिक नकारात्मक संख्या होती है, उतने अधिक अधिशेष इलेक्ट्रॉन होते हैं। एक सकारात्मक **ORP** माप अस्थिरता को दर्शाता है। एक घोल जिसमें सकारात्मक **ORP** होता है, वह इलेक्ट्रॉनों के लिए भूखा होता है।

इसलिए, जो पानी सक्रिय हाइड्रोजन से समृद्ध होता है, उसमें नकारात्मक **ORP** होता है। इसका हमारे लिए क्या अर्थ है? जितने अधिक फ्री-रैडिकल न्यूट्रलाइज़ करने वाले इलेक्ट्रॉन पानी में होते हैं, उतना ही वह एंटीऑक्सीडेंट्स

से समृद्ध होता है। यह पानी शरीर में अन्य यौगिकों के साथ प्रतिक्रिया करने और रेडॉक्स प्रतिक्रियाओं को नियंत्रित करने की क्षमता रखता है। मूल रूप से, ये इलेक्ट्रॉन कोशिका के अंदर एक विद्युत क्षेत्र बनाते हैं, जो एंटीऑक्सीडेंट्स का समृद्ध स्रोत बनकर फ्री रैडिकल्स के कुछ हानिकारक प्रभावों को निष्प्रभावित करते हैं। फ्री रैडिकल्स को नियंत्रित करके, आयनित पानी कोशिकाओं की आयु बढ़ाता है और हमारे शरीर को मजबूत बनाता है।

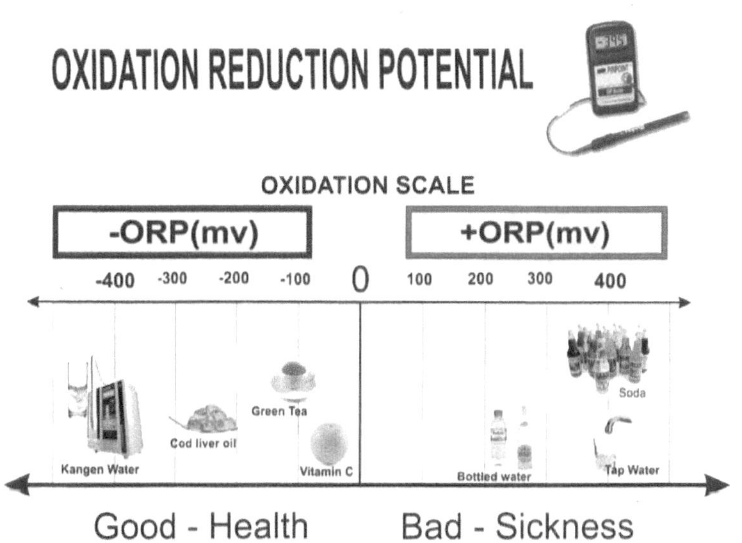

विपरीत रूप से, अधिकांश बोतलबंद पानी, स्पोर्ट्स ड्रिंक और सॉफ्ट ड्रिंक में अत्यधिक सकारात्मक **ORP** मान होते हैं। नकारात्मक **ORP** वाले पानी के विपरीत, सकारात्मक **ORP** वाले तरल पदार्थ मुक्त कणों का निर्माण करते हैं और ऑक्सीडेटिव तनाव को बढ़ाते हैं। इसका मतलब यह है कि इसका आपके शरीर पर उल्टा प्रभाव पड़ता है, जबकि नकारात्मक **ORP** वाला पानी इसके विपरीत काम करता है।

ऑक्सीडेशन और रिडक्शन ऐसे घटनाक्रम हैं जो हम हमेशा देखते हैं। ऑक्सीडेशन पदार्थों को तोड़ता है। उदाहरण के लिए: लोहे का जंग लगना और सेब का काटने पर भूरे रंग का होना। जब अस्थिर परमाणु, जिनमें इलेक्ट्रॉनों की कमी होती है, स्थिरता प्राप्त करने के लिए अन्य परमाणुओं से इलेक्ट्रॉन

लेते हैं, तो ऑक्सीडेशन होता है। यह प्रक्रिया तब तक चलती रहती है जब तक कि प्रत्येक परमाणु स्थिरता प्राप्त नहीं कर लेता। इसे एक जंग लगे लोहे के संदर्भ में समझें। ऑक्सीडेशन की चेन रिएक्शन तब तक चलती रहेगी जब तक कि लोहा पूरी तरह से जंग न खा जाए।

एक समान प्रक्रिया हमारे शरीर के अंदर भी हो रही है। यह ऑक्सीडेशन ही उम्र बढ़ने का कारण है। लेकिन, ऑक्सीडेशन हमारी प्रतिरक्षा प्रणाली का एक आवश्यक कार्य भी है, जो बैक्टीरिया और अन्य आक्रमणकारियों से इलेक्ट्रॉन छीनकर हमारे शरीर के अंदर संक्रमण की वृद्धि को रोकता है। ऑक्सीडेशन के विपरीत रिडक्शन होती है। जब बैक्टीरिया नष्ट हो जाते हैं, तो एंटीऑक्सीडेंट्स आकर इलेक्ट्रॉन दान करते हैं और इस चेन रिएक्शन को रोकते हैं। यदि आपके शरीर में एंटीऑक्सीडेंट्स की कमी है, तो ऑक्सीडेशन जारी रहता है, जिससे स्वस्थ ऊतक नष्ट होते रहते हैं। स्वस्थ ऊतक का विनाश मुक्त कणों की क्षति के रूप में जाना जाता है। यह संक्रमण और उम्र बढ़ने की प्रक्रिया को समझाता है।

एंटीऑक्सीडेंट्स का मुख्य कार्य यह होता है कि वे इलेक्ट्रॉन-विहीन मुक्त कणों को इलेक्ट्रॉन प्रदान करते हैं ताकि वे महत्वपूर्ण कोशिकाओं से इलेक्ट्रॉन छीनना बंद कर दें। सबसे अच्छे एंटीऑक्सीडेंट्स वे होते हैं जो आसानी से और प्रचुर मात्रा में जैविक रूप से उपलब्ध होते हैं और जिनमें अधिक इलेक्ट्रॉन-दान क्षमता होती है। एंटीऑक्सीडेंट सप्लीमेंट्स एक बहु-मिलियन डॉलर का उद्योग है।

इलेक्ट्रॉन गतिविधि के मापन के अलावा, ORP हमें किसी घोल की एंटीऑक्सीडेंट क्षमता को मापने में भी मदद करता है। नकारात्मक ORP मान उपलब्ध इलेक्ट्रॉनों की प्रचुरता को दर्शाते हैं, और कोई भी घोल जिसका ORP नकारात्मक होता है, वह एंटीऑक्सीडेंट होता है।

अधिकांश बोतलबंद पानी का ORP +150 से +300 मिलिवोल्ट (mV) के बीच होता है। नल के पानी का ORP मान +500 तक हो सकता है। इसका क्या मतलब है? सरल शब्दों में, इतने अधिक सकारात्मक ORP मान के

साथ, आप मूलतः बोतल में मुक्त कण प्राप्त कर रहे हैं। दूसरी ओर, ताजे निचोड़े हुए संतरे के रस का ORP -200 और -100 के बीच होता है। और हम सभी जानते हैं कि संतरा और इसी तरह के खट्टे फलों में एंटीऑक्सीडेंट गुण होते हैं। हालांकि, जब किसी खट्टे रस को हवा में छोड़ दिया जाता है, तो यह ऑक्सीडाइज़ हो जाता है और अपनी एंटीऑक्सीडेंट क्षमता खो देता है। प्रोसेस्ड संतरे के रस का ORP लगभग +200 mV होता है - जो एंटीऑक्सीडेंट बिल्कुल नहीं है।

जब क्षारीय पानी आयनीकरण से गुजरता है, तो यह अतिरिक्त इलेक्ट्रॉन प्राप्त करता है और एक बहुत ही शक्तिशाली एंटीऑक्सीडेंट बन जाता है। यह पुनर्गठित, आयनित पानी का ORP -300 और -800 के बीच होता है, जो पानी की मूल संरचना पर निर्भर करता है। इसका क्या मतलब है? एक गिलास क्षारीय आयनित पानी में ताजे निचोड़े हुए संतरे के रस से कहीं अधिक एंटीऑक्सीडेंट क्षमता होती है। इस पानी का नियमित सेवन सूजन, दर्द, बीमारी, संक्रमण और मुक्त कणों की क्षति के अन्य लक्षणों और कारणों से लड़ने में मदद कर सकता है। अब आपको विदेशी सामग्रियों और सप्लीमेंट्स का स्टॉक करने की जरूरत नहीं है, आपको बस पानी पीने की ज़रूरत है!

नकारात्मक-ORP पानी पीने का एक और बहुत महत्वपूर्ण लाभ है - आंतों का स्वास्थ्य। पाचन तंत्र में बड़ी संख्या में पाचन समस्याएँ आंत के जीवाणु संतुलन में गड़बड़ी के कारण होती हैं। इन समस्याओं का राबरो आसान समाधान इन बैक्टीरिया के विकास के लिए एक स्वस्थ वातावरण को बनाए रखना है। हम इसे कैसे प्राप्त कर सकते हैं? 95% आंत के बैक्टीरिया अवायवीय होते हैं, जिसका अर्थ है कि उन्हें पनपने के लिए नकारात्मक ORP मानों की आवश्यकता होती है। इसलिए नकारात्मक-ORP पानी और खाद्य पदार्थों का सेवन आंतों के स्वास्थ्य को बनाए रखने का सबसे आसान और प्रभावी समाधान है।

अम्लीय पानी का क्या? जबकि क्षारीय पानी इलेक्ट्रॉन प्राप्त करता है, अम्लीय पानी इसे खो देता है। इससे एक घोल बनता है जिसका ORP मान सकारात्मक होता है। आपका पानी एंटीऑक्सीडेंट से मुक्त कण में बदल जाता

है। और ज़ाहिर है कि हम यह नहीं चाहते। यह कहा जा रहा है, अम्लीय पानी का भी अपना एक महत्वपूर्ण उद्देश्य है। मजबूत अम्लीय पानी एक सिद्ध एंटीबैक्टीरियल, एंटी-माइक्रोबियल और एंटी-फंगल है, जिसका उपयोग त्वचा, खाद्य पदार्थ, पौधे, काउंटर टॉप आदि पर किया जा सकता है। इसका उपयोग दशकों से कई अस्पतालों और रेस्तरां में एक कीटाणुनाशक के रूप में किया जाता रहा है और इसे **23** फरवरी, **2009** के **LA** टाइम्स संस्करण में भी चित्रित किया गया था। एक बेहतरीन एंटीबैक्टीरियल वॉश होने के अलावा (क्योंकि इसमें कोई विषाक्त पदार्थ या एंटीबायोटिक्स नहीं होते), मजबूत अम्लीय पानी रसोई में रखने के लिए बहुत अच्छा होता है। यह काउंटर टॉप्स और काटने के बोर्ड को कीटाणुरहित करने के लिए अच्छी तरह से काम करता है। यह सफाई में भी एक अद्भुत सहायक है। पानी की प्राकृतिक अम्लीयता कांच और अन्य सतहों पर कठोर पानी के जमाव को हटाने में मदद करती है।

2. अल्कलाइन पीएच (पोटेंशियल हाइड्रोजन)

इलेक्ट्रोलिसिस की रसायन विज्ञान के अनुसार, सकारात्मक चार्ज वाले हाइड्रोजन आयन एनोड की ओर आकर्षित होते हैं, जबकि नकारात्मक चार्ज वाले हाइड्रॉक्सिल आयन कैथोड की ओर आकर्षित होते हैं। इस प्रकार, इलेक्ट्रोलिसिस पानी को अम्लीय (सकारात्मक चार्ज वाले) और अल्कलाइन (नकारात्मक चार्ज वाले) में विभाजित करता है।

पीएच 7.0 तटस्थ है, बराबर (H+) और (OH-) आयन

पीएच 2.5 बहुत अम्लीय है, कई (H+) आयन

पीएच 11.5 बहुत बेसिक है, कई (OH-) आयन

पीएच का तात्पर्य "पोटेंशियल हाइड्रोजन" से है। समाधान में जितने अधिक हाइड्रोजन (H+) आयन होते हैं, वह उतना ही अधिक अम्लीय होता है। पूर्ण पीएच स्केल 0 से 14 तक होती है, सात से नीचे कुछ भी अम्लीय माना जाता है और सात से ऊपर कुछ भी अल्कलाइन (या बेसिक) माना जाता है। इसलिए, 2.5 का पीएच बहुत अधिक अम्लीय है और इसमें 6.5 के समाधान की तुलना में अधिक हाइड्रोजन (H+) आयन होते हैं। इसी तरह, 11.5 का पीएच अधिक

हाइड्रॉक्सिल (OH-) आयन होते हैं और इसलिए 7.5 के पीएच की तुलना में बहुत अधिक अल्कलाइन है।

pH स्केल के संदर्भ में एक लॉगरिदमिक संबंध होता है। उदाहरण के लिए, **pH** में हर एक बिंदु के अंतर पर आयनों की संख्या में **HO** गुना अंतर होता है। दूसरे शब्दों में:

pH 6 में **pH 7** की तुलना में **10** गुना अधिक हाइड्रोजन (H+) आयन होते हैं

pH 5 में **pH 7** की तुलना में **100** गुना अधिक हाइड्रोजन (H+) आयन होते हैं

pH 4 में **pH 7** की तुलना में **1,000** गुना अधिक हाइड्रोजन (H+) आयन होते हैं

pH 3 में **pH 7** की तुलना में **10,000** गुना अधिक हाइड्रोजन (H+) आयन होते हैं

pH 2 में **pH 7** की तुलना में **100,000** गुना अधिक हाइड्रोजन (H+) आयन होते हैं

pH 1 में **pH 7** की तुलना में **1,000,000** गुना अधिक हाइड्रोजन (H+) आयन होते हैं

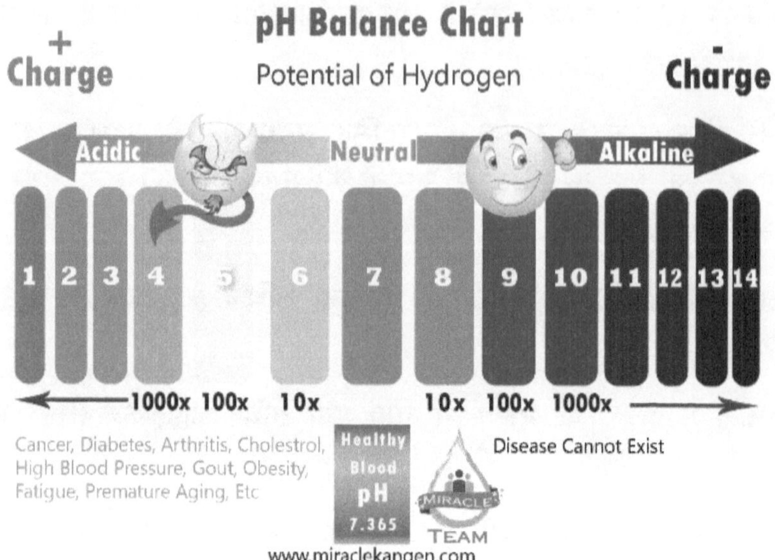

समान रूप से,

pH 8 में **pH 7** की तुलना में **10** गुना अधिक हाइड्रॉक्सिल **(OH-)** आयन होते हैं

pH 9 में **pH 7** की तुलना में **100** गुना अधिक हाइड्रॉक्सिल **(OH-)** आयन होते हैं

pH 10 में **pH 7** की तुलना में **1,000** गुना अधिक हाइड्रॉक्सिल **(OH-)** आयन होते हैं

pH 11 में **pH 7** की तुलना में **10,000** गुना अधिक हाइड्रॉक्सिल **(OH-)** आयन होते हैं

pH 12 में **pH 7** की तुलना में **100,000** गुना अधिक हाइड्रॉक्सिल **(OH-)** आयन होते हैं

pH 13 में **pH 7** की तुलना में **1,000,000** गुना अधिक हाइड्रॉक्सिल **(OH-)** आयन होते हैं

इसलिए, स्वाभाविक रूप से दोनों अम्लीय और क्षारीय पानी बनाया जा सकता है क्योंकि इलेक्ट्रोलिसिस इलेक्ट्रॉनों को स्थानांतरित करता है और मेम्ब्रेन के प्रत्येक पक्ष पर अम्ल को क्षारीय से अलग करता है। चूंकि कुल pH 14 होना चाहिए, जो भी क्षारीय pH संख्या निकलती है, अम्लीय होज़ से आने वाला पानी, परंपरागत रूप से, अंतर का pH रखना चाहिए, ताकि जब इसे क्षारीय pH के साथ मिलाया जाए, तो कुल मिलाकर 14 हो जाए।

pH संतुलन शरीर के समग्र स्वास्थ्य और भलाई में महत्वपूर्ण भूमिका निभाता है। एक स्वस्थ व्यक्ति की सामान्य pH रेंज 7.30 से 7.45 के बीच होती है। आपके रक्त का pH स्तर दर्शाता है कि आपके रक्त कोशिकाओं में कितना ऑक्सीजन उपलब्ध है। pH 7.45 पर, आपके रक्त में pH 7.34 की तुलना में 65% अधिक ऑक्सीजन होती है।

यह हमें क्या बताता है?

ऑक्सीजन की कमी मेटाबोलिक एसिडोसिस का परिणाम होती है, जो लगभग हर बीमारी का हिस्सा होती है जिसे हम जानते हैं।

pH 7.3 वाला रक्त pH के अधिक अम्लीय स्तर वाले रक्त की तुलना में पतला भी होता है। अम्ल रक्त के थक्के बनने के लिए आंशिक रूप से जिम्मेदार होता है। रक्त का pH जितना कम होता है, रक्त उतना ही गाढ़ा होता है। और गाढ़ा रक्त आसानी से नहीं बहता, और पंप करना अधिक कठिन होता है, जो आपके दिल पर अतिरिक्त दबाव डालता है, जिससे उच्च रक्तचाप और उच्च रक्तदाब होता है। निर्जलीकरण और निम्न रक्त pH उच्च रक्तचाप में योगदान करने वाले कुछ प्रमुख कारण हैं।

हमारी वर्तमान जीवनशैली और आदतों को देखते हुए, अधिकांश लोगों के शरीर और अंतःस्थलीय द्रव अधिक अम्लीय होते हैं जो स्वस्थ माने जा सकते हैं। यह एक डायट का सीधा परिणाम है जो प्रोसेस्ड और रिफाइंड शुगर, कार्बोनेटेड ड्रिंक्स, अतिरिक्त प्रोटीन और रिफाइंड कार्बोहाइड्रेट्स से भरी होती है, साथ ही असमायोजित तनाव, निर्जलीकरण और प्रदूषकों के संपर्क में आना। हम इस जीवनशैली के दुष्प्रभावों को हर दिन देख सकते हैं - समय

से पहले बूढ़ापन, कम सहनशीलता, सुस्ती, थकान, बीमारियों के प्रति उच्च संवेदनशीलता। शरीर भी पोषक तत्वों और मिनरल्स को अवशोषित करने, ऊर्जा उत्पन्न करने और कोशिकाओं को पुनर्जनित करने की क्षमता में धीमा हो जाता है। एसिडोसिस धमनियों को सख्त करता है और आपको थकान और कमजोरी के प्रति आसानी से संवेदनशील बनाता है। जब शरीर अत्यधिक अम्लीय होता है, तो सामान्य रक्त pH बनाए रखना बेहद कठिन हो जाता है। शरीर के पास केवल एक विकल्प होता है कि वह अंगों, ऊतकों, हड्डियों और दांतों से क्षारीय मिनरल्स को खींचे, जिससे आपका शरीर धीरे-धीरे विघटित हो जाता है।

आयोनाइज्ड पानी कैसे मदद कर सकता है? जब पानी आयोनाइज्ड होता है, तो सकारात्मक चार्ज वाले क्षारीय मिनरल्स नकारात्मक चार्ज वाले हाइड्रॉक्सिल आयनों को आकर्षित करते हैं। इस प्रकार, क्षारीय पानी का pH 7 होता है और यह शरीर के मिनरल स्तर को पुनः भरने और आपके शरीर में अम्लीय अपशिष्ट को तटस्थ करने के लिए पर्याप्त होता है। क्षारीय पानी में अधिक ऑक्सीजन होती है। pH 7 पर, इसमें हाइड्रोजन और हाइड्रॉक्सिल आयनों की समान संख्या होती है। जैसे-जैसे pH बढ़ता है, हाइड्रॉक्सिल आयन भी बढ़ते हैं। जब आप क्षारीय पानी पीते हैं, तो आप अधिक ऑक्सीजन वाला पानी पी रहे हैं - ऑक्सीजन के रूप में नहीं बल्कि हाइड्रॉक्सिल के रूप में, जो एक क्षारीय मिनरल के साथ संयोजन के कारण स्थिर होता है। एक बार पच जाने के बाद, ये हाइड्रॉक्सिल आयन एक पानी के अणु का निर्माण कर सकते हैं और इस प्रक्रिया में एक ऑक्सीजन परमाणु को रिलीज कर सकते हैं। इस प्रकार, क्षारीय पानी का उपयोग अम्लों को तटस्थ करने और कोशिकाओं को ऑक्सीजन प्रदान करने के लिए किया जा सकता है।

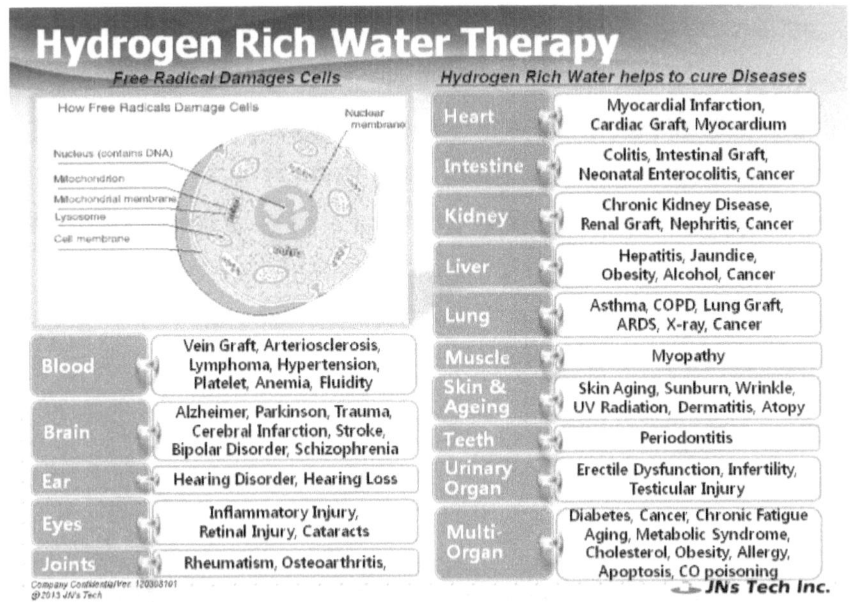

क्या आयनित पानी आपके पेट में एसिड को न्यूट्रलाइज कर सकता है?

जवाब सरल है - आपके पेट की कोशिकाएँ निरंतर या जब भी भोजन पचाना होता है, कंसंट्रेटेड हायड्रोक्लोरिक एसिड का उत्पादन करती हैं।

pH of the gastrointestinal tract

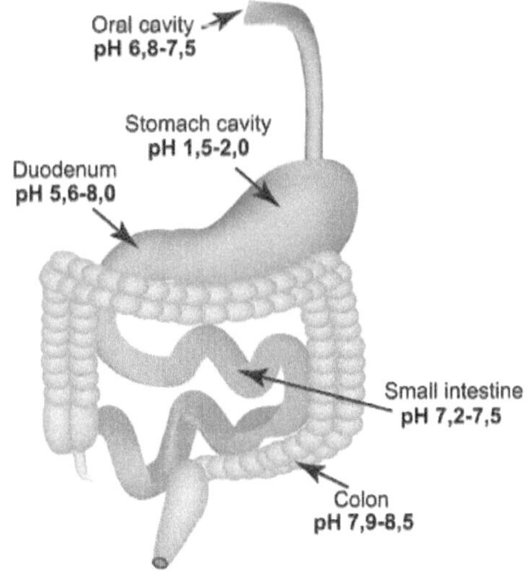

जब आप खाते या पीते हैं, तो आपके पेट का **pH** अल्कलिन हो जाता है। **pH** स्तरों में वृद्धि और आपके पेट के फैलाव के साथ **HCL** का स्राव उत्तेजित होता है, ताकि **pH** स्तरों को बनाए रखा जा सके। जब अल्कलिन पानी का सेवन किया जाता है, तो पेट अधिक **HCL** स्रावित करने के लिए उत्तेजित होता है। यह ध्यान देने योग्य बात है कि इस प्रतिक्रिया से हमें बाइकार्बोनेट्स उप-उत्पाद के रूप में मिलते हैं। कार्बन डाइऑक्साइड, पानी और नमक इस प्रतिक्रिया में उपयोग किए जाते हैं, जो कि **HCL** और सोडियम बाइकार्बोनेट को रक्तधारा में प्रदान करता है।

रासायनिक प्रतिक्रिया जो पेट के अम्ल का उत्पादन करती है:				
NaCL	+H2O	+CO2	=HCL	+NaHCO3
(Salt/Sodium Chloride)	(Water)	(Carbon Dioxide	(Hydrochloric acid)	(Sodium Bicarbonate)

समय और आयु के साथ, हम बाइकार्बोनेट बफर खो देते हैं, जो बढ़ती हुई अम्लता का संकेत है। इस स्थिति में, हमारा मुख्य उद्देश्य रक्त की बफरिंग क्षमता को समर्थन देना है, ताकि यह अम्लीय स्तरों को तटस्थ कर सके और रोग और उम्र बढ़ने के लक्षणों को धीमा कर सके।

जो कोई भी क्षारीय पानी का सेवन करता है, उसे कई तरीकों से लाभ होता है:

1. यह ऊतकों और रक्त में अम्लीय अपशिष्ट को तटस्थ करने के लिए आवश्यक खनिज प्रदान करता है। यह हड्डियों, अंगों, ऊतकों और दांतों पर दबाव भी कम करता है।

2. क्षारीय पानी अधिक ऑक्सीजन को **-OH** आयनों के रूप में अंगों तक ले जा सकता है।

3. क्षारीय पानी का सेवन (विशेषकर भोजन से **20** मिनट पहले) हाइड्रोक्लोरिक एसिड का उत्पादन तेजी से उत्तेजित करता है, जो

बदले में पोषक तत्वों के बेहतर पाचन और अवशोषण में मदद करता है। क्या आप जानते हैं कि **40** वर्ष की आयु के ऊपर अधिकांश उत्तर अमेरिकी अपने पेट में पर्याप्त **HCL** का उत्पादन नहीं करते हैं?

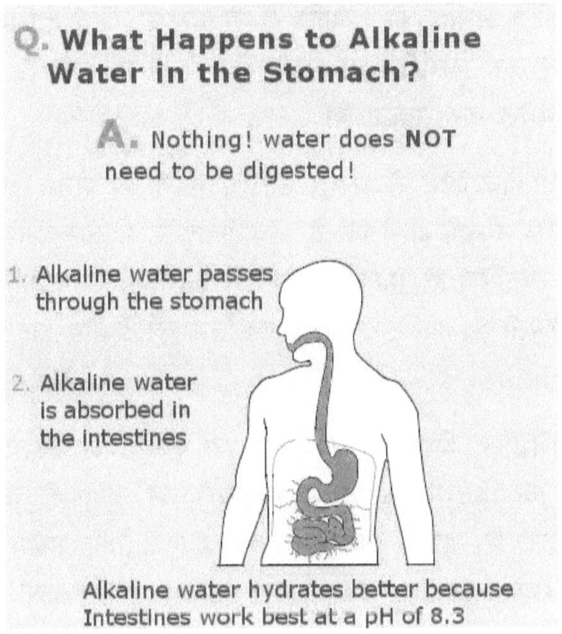

3. माइक्रो-क्लस्टरिंग

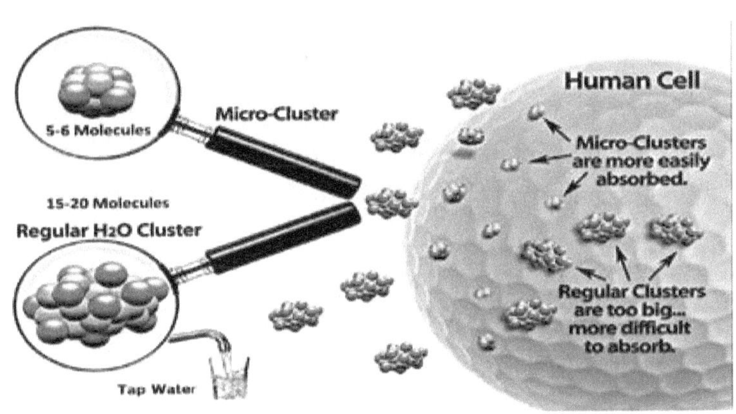

शायद आयोनाइज्ड पानी की सबसे महत्वपूर्ण विशेषताओं में से एक इसकी कोशिकाओं को हाइड्रेट करने की क्षमता है। इस तंत्र की सटीक व्याख्या स्पष्ट रूप से स्थापित नहीं की गई है। चूंकि अब हम समझते हैं कि पानी विशेष प्रोटीन चैनलों के माध्यम से कोशिका झिल्ली में प्रवेश करता है, यह संभव है कि ऑक्सीडेटिव तनाव की स्थिति में ये प्रोटीन छिद्र क्षतिग्रस्त हो सकते हैं और कुछ हद तक कार्यहीन हो सकते हैं। सैद्धांतिक रूप से, यह कोशिकीय हाइड्रेशन को बाधित कर सकता है।

जब हम एंटीऑक्सीडेंट से भरपूर क्षारीय पानी का सेवन करते हैं, तो यह कल्पना करना गलत नहीं होगा कि ये ऑक्सीडाइज्ड प्रोटीन चैनल अपनी स्वस्थ अवस्था में पुनःस्थापित हो सकते हैं, जिससे कोशिका में पानी के बेहतर प्रवेश की अनुमति मिलती है, और इस प्रकार इष्टतम कोशिकीय हाइड्रेशन को बढ़ावा मिलता है।

एक और सिद्धांत, जिसे दो अलग-अलग समूहों ने प्रस्तावित किया है, यह मानता है कि विद्युत अपघटन प्रक्रिया जल अणु की कंपन्न आवृत्ति को कम कर देती है। इससे अणुओं के बीच नज़दीकी संबंध बनता है, जो मुख्य रूप से छह जल अणुओं का एक जटिल रूप बनाता है, जो अपनी ध्रुवीय प्रकृति द्वारा बंधा होता है। इसे षट्भुजीय जल या एक सूक्ष्म-क्लस्टर कहा जाता है।

हर जल अणु दो हाइड्रोजन परमाणुओं और एक ऑक्सीजन परमाणु से मिलकर बनता है, जो एच2ओ अणु बनाता है। जो पानी हम पीते हैं, वह अणुओं के समूहों में आता है, जो अक्सर 13 अणुओं तक बड़े होते हैं। यही कारण है कि एक गिलास नल का पानी पीने के बाद आपको अक्सर लंबे समय तक तृप्ति महसूस होती है, क्योंकि हाइड्रेशन के लिए जितने जल अणुओं को संसाधित किया जाना चाहिए, वह अधिक होते हैं।

शरीर को तोड़ने के लिए आवश्यक जल अणुओं की अधिक मात्रा के कारण, आपकी कोशिकाएँ आपके द्वारा पीए गए अधिकांश पानी को अवशोषित नहीं कर पार्तीं।

दूसरी ओर, सूक्ष्म-क्लस्टर वाला पानी केवल पाँच या छह अणुओं के क्लस्टर होते हैं। यह पानी आसानी से अवशोषित होता है, और इसलिए कोशिकाओं और ऊतकों के लिए अधिक हाइड्रेटिंग, घुलनशील और व्यापक होता है। सरल शब्दों में, सूक्ष्म-क्लस्टर वाला पानी मूल रूप से कम मात्रा वाले अणुओं वाला पानी होता है, लेकिन इसका अवशोषण दर अधिक होती है। सूक्ष्म-क्लस्टर वाला पानी शरीर को तुरंत हाइड्रेट करता है, सूजन को रोकता है और ऊर्जा के स्तर को बढ़ाता है।

ये जल अणु एंटीऑक्सिडेंट से भरपूर होते हैं जो आपके समग्र एरोबिक क्षमता को सुधार सकते हैं, आपके स्वास्थ्य को बढ़ावा दे सकते हैं, आपकी प्रतिरक्षा प्रणाली को मजबूत कर सकते हैं और समय से पहले बुढ़ापे को रोक सकते हैं।

रसायनविद पानी को 'ध्रुवीय' अणु कहते हैं। इसका मतलब है कि यह सकारात्मक और नकारात्मक दोनों चार्ज हो सकता है, क्योंकि हर परमाणु के चारों ओर इलेक्ट्रॉनों की व्यवस्था का तरीका यही है। इस कारण जब पानी को एक विद्युत क्षेत्र में रखा जाता है, तो अणु खुद को एक विशिष्ट तरीके से व्यवस्थित करते हैं ताकि वे आयनीकरण क्षेत्र के साथ संतुलित रह सकें। जल अणु एक क्रिस्टलीय, षट्भुजीय पैटर्न बनाते हैं जो इसकी बुनियादी गुणों को काफी हद तक बदल सकता है। हालाँकि, जब विद्युत क्षेत्र को हटा दिया जाता है तो जल अणुओं की संरचना बिखर जाती है, फिर भी पानी कुछ नई प्राप्त गुणों और संरचना को बनाए रखता है।

क्रिस्टलीय संरचना पानी की कोशिकाओं को हाइड्रेट करने, पोषक तत्वों को पहुंचाने, कचरे को हटाने, चयापचय प्रक्रियाओं को समर्थन देने और अंतर-कोशिकीय संचार में सुधार करने की क्षमता को बढ़ाती है।

आयनीकृत क्षारीय जल के घटक

क्षारीय पानी रक्त में एसिड को घोलता है और इसके चार मुख्य घटक होते हैं, अर्थात् - कैल्शियम, मैग्नीशियम, पोटेशियम और सोडियम।

कैल्शियम मजबूत हड्डियों और दांतों के लिए आवश्यक होता है। यह हृदय स्वास्थ्य के लिए भी महत्वपूर्ण है।

मैग्नीशियम भोजन को ऊर्जा में परिवर्तित करता है और मांसपेशियों, हृदय, गुर्दे और तंत्रिका कार्यों को बनाए रखने में मदद करता है। यह शरीर में सामान्य हड्डी संरचना के लिए भी महत्वपूर्ण खनिज है।

सोडियम एक इलेक्ट्रोलाइट और खनिज दोनों है। यह रक्तचाप और रक्त की मात्रा को नियंत्रित करता है। यह शरीर के पानी और इलेक्ट्रोलाइट संतुलन को बनाए रखने में मदद करता है। सोडियम नसों और मांसपेशियों के काम करने के तरीके में भी योगदान देता है।

पोटेशियम मानव शरीर में उचित कार्य, ऊतकों, कोशिकाओं और अंगों के लिए एक बहुत ही महत्वपूर्ण खनिज है। यह एक इलेक्ट्रोलाइट भी है, एक ऐसा पदार्थ जो शरीर में सोडियम क्लोराइड, कैल्शियम और मैग्नीशियम के साथ बिजली का संचालन करता है।

क्षारीय जल और आयनीकृत क्षारीय जल के बीच अंतर और इसके पीछे का वैज्ञानिक प्रमाण:

क्षारीय जल: क्षारीय जल वह जल होता है जिसका पीएच 7.0 या उससे अधिक होता है। आप बेकिंग सोडा मिलाकर या अपने पानी में क्षारीय खनिज डालकर अपने पानी को क्षारीय बना सकते हैं।

आयनीकृत क्षारीय जल: आयनीकृत क्षारीय जल वह जल होता है जिसे विषाक्त पदार्थों और रसायनों से फिल्टर किया जाता है और एक प्रक्रिया से गुजरता है जिसे 'विद्युत अपघटन' के रूप में जाना जाता है, जो जल आयनाइज़र मशीन में होता है।

क्षारीय जल रसायन मिलाकर बनाया जाता है और यह आयनीकृत क्षारीय जल के समान नहीं होता है। पूर्व के जल को पीने से बहुत कम या कोई स्वास्थ्य लाभ नहीं होता, सिवाय इसके कि इसे बेचने वाले विक्रेता को लाभ होता है।

यहाँ मुख्य बिंदु 'आयनीकृत क्षारीय जल' है। 'क्षारीय जल' और 'आयनीकृत क्षारीय जल' अक्सर एक दूसरे के साथ भ्रमित हो जाते हैं और अनपढ़ उपभोक्ताओं द्वारा आसानी से भ्रमित हो जाते हैं। आयनीकृत क्षारीय जल और क्षारीय जल बिल्कुल अलग होते हैं।

आयोनाइज्ड पानी आपकी कैसे मदद कर सकता है?

जापानी में, कंगन शब्द का अर्थ है 'मूल में वापसी'। पुनर्रचित, आयोनाइज्ड, अल्कलाइन पानी से बेहतर इस वादे के करीब कुछ भी नहीं आता। यह शायद वह सबसे करीब है जो हम पौराणिक युवा के फव्वारे से प्राप्त कर सकते हैं। मेरा अपना अनुभव, और मेरे मरीज़ों का अनुभव भी इसका प्रमाण है। आयोनाइज्ड पानी स्वाभाविक रूप से पुनर्स्थापनात्मक होता है। यह लोगों को उनके मूल स्वास्थ्य और जीवन शक्ति में वापस लाने में हर अन्य चिकित्सा विधा का समर्थन करता है।

ऊर्जा

आयोनाइज्ड पानी का सेवन करने पर लोगों द्वारा देखे जाने वाले सबसे प्रारंभिक परिवर्तनों में से एक उनकी ऊर्जा स्तरों में वृद्धि होती है। जब दिन समाप्त हो जाता है, तब भी वे नहीं थकते। आप कल्पना कर सकते हैं कि इसका क्या मतलब हो सकता है उन लोगों के लिए जो आमतौर पर दोपहर तक थक जाते हैं। पानी के अणुओं का पुनर्रचना ही वह अंतर लाती है। जब शरीर के सभी कार्यों का आधार ही सुधार जाता है, तो आप भी बेहतर महसूस करेंगे। हम जलयोजन को उस श्रेय नहीं देते जो यह हमारे स्वास्थ्य और जीवन शक्ति में निभाता है। एक और दिलचस्प बात जो अधिकांश लोग आयोनाइज्ड पानी का सेवन करते समय नोटिस करते हैं वह है अच्छी नींद। जब ऊर्जा स्तर और नींद दोनों में सुधार होता है, तो अधिकांश तनाव इतना भारी नहीं लगता और यही अकेले आपके जीवनशैली में नाटकीय रूप से बेहतर परिणाम देता है।

डिटॉक्सिफिकेशन

हमारे शरीर स्वाभाविक रूप से स्वायत्त डिटॉक्सिफायर होते हैं। हालांकि, हमारी वर्तमान जीवनशैली और पौष्टिक रूप से कमज़ोर खाद्य और पेय पदार्थों ने हमारे शरीर की प्रणालियों पर अतिरिक्त दबाव डाल दिया है, जो उतनी कुशलता से कार्य नहीं कर पा रही हैं जितनी उन्हें करनी चाहिए। यही कारण है कि आज के युग में हमारे शरीर को डिटॉक्सिफाई करने के लिए थोड़ी अतिरिक्त मदद की आवश्यकता होती है।

कई वैज्ञानिकों का मानना है कि पर्यावरणीय विषाक्त पदार्थों और प्रदूषकों ने नए विकारों, स्वप्रतिरक्षित रोगों, मानसिक विकारों, रासायनिक संवेदनशीलताओं और नए सिंड्रोम की वृद्धि की है। ये स्थितियां तब उत्पन्न होती हैं जब शरीर के डिटॉक्सिफिकेशन मार्गों पर अत्यधिक बोझ होता है। इस स्थिति को कम करने के लिए एक सरल उपाय है विषाक्त बोझ को कम करना। हम इसे कैसे करते हैं? उच्च गुणवत्ता वाला पानी शरीर की प्राकृतिक सफाई और उत्सर्जन प्रणाली का समर्थन करने का सबसे प्रभावी तरीका है। पानी रक्त कोशिकाओं और लसीका को हाइड्रेट करता है ताकि विषाक्त पदार्थ तेजी से डिटॉक्सिफिकेशन मार्गों से गुजर सकें। यह एंजाइमेटिक प्रक्रियाओं का भी एक प्रमुख घटक है जहां विषाक्त यौगिक टूट जाते हैं। पानी उत्सर्जन के अंतिम चरण में भी महत्वपूर्ण होता है, क्योंकि यह आंतों की दीवारों को चिकना करता है और मूत्र के माध्यम से उत्सर्जन का आधार है। उपरोक्त सभी प्रक्रियाएं स्वाभाविक रूप से बेहतर काम करेंगी जब पानी की गुणवत्ता बेहतर होगी।

शरीर बैक्टीरिया और वायरस को हटाने के लिए वही तंत्र का उपयोग करता है जिसका उपयोग संग्रहीत विषाक्त पदार्थों को बाहर निकालने के लिए करता है, इसलिए सफाई के लक्षण अक्सर सर्दी या फ्लू के समान होते हैं। इसका मतलब सिरदर्द, थकान, त्वचा की समस्याएं, खांसी, दस्त आदि हो सकता है। यदि ये लक्षण आपको बहुत बार अनुभव होते हैं, तो आपको आयोनाइज्ड पानी का सेवन बढ़ाना चाहिए।

'मूल में वापसी' की तेज़ी

नियमित रूप से आयोनाइज्ड पानी का सेवन तेज़ी से सुधार में भी मदद करता है। और यह कुछ ऐसा है जो मैंने अपने और अन्य लोगों के अनुभव में देखा है। कुछ मामलों में, छह महीने की रिकवरी को केवल छह हफ्तों तक कम कर दिया गया है। उनका 'मूल' स्वास्थ्य में लौटना बहुत तेजी से होता है।

जितना गहराई से मैं पुनर्रचित आयोनाइज्ड पानी को समझने में डूबता हूँ, उतना ही अधिक मुझे विश्वास होता है कि यह अधिकांश स्वास्थ्य कठिनाइयों और बीमारियों से उबरने का समर्थन करेगा। हालांकि, निर्जलीकरण और/या अम्लता से संबंधित स्थितियों में अन्य स्थितियों की तुलना में बहुत तेजी से सुधार होता है। ये स्थितियां क्या हैं? रक्त शर्करा की समस्याएं, अस्थमा और एलर्जी, उच्च रक्तचाप, त्वचा की समस्याएं, पाचन और आंतों के विकार, गठिया और अन्य जोड़ों की समस्याएं।

आपको कितना आयोनाइज्ड पानी पीना चाहिए? और कब?

स्वस्थ लोगों को प्रतिदिन अपने शरीर के वजन का आधा आयोनाइज्ड पानी औंस में पीना चाहिए। उदाहरण के लिए, यदि आपका वजन 50 किलोग्राम है, तो आपको प्रतिदिन 2.5 लीटर आयोनाइज्ड पानी पीना चाहिए। यदि आप शारीरिक रूप से सक्रिय और कठिन परिश्रम में संलग्न हैं, या यदि आपको स्वास्थ्य संबंधी समस्याएं हैं*, तो आपको अपने आयोनाइज्ड पानी के सेवन को बढ़ाना चाहिए।

आयोनाइज्ड पानी पीने का सबसे अच्छा समय कब है? या किसी भी पानी का? आदर्श रूप से, आपको इसे जागने के तुरंत बाद पीना चाहिए। यह आपके पाचन तंत्र को हाइड्रेट करेगा इससे पहले कि आप नाश्ता करें। भोजन से 20 से 30 मिनट पहले अल्कलाइन पानी पीने से हाइड्रोक्लोरिक एसिड के उत्तेजन के माध्यम से पोषक तत्वों के बेहतर अवशोषण में पाचन में सुधार हो सकता है। यह आपके शरीर को सुचारू पाचन के लिए पर्याप्त पानी देता है और अपशिष्ट उत्पादों

को बफ़र करने के लिए जो कोशिकाएं रक्तप्रवाह में छोड़ती हैं। भोजन के दौरान पानी पीने से बचें, लेकिन यदि पीना आवश्यक हो, तो तटस्थ पीएच वाला पानी लें। अल्कलाइन पानी उन एसिड्स को तटस्थ कर देगा जो पाचन के लिए आवश्यक हैं। यहां तक कि तटस्थ पानी भी इसे कुछ हद तक करेगा इसलिए भोजन के साथ पानी पीने की सिफारिश नहीं की जाती है। एक बार जब आप भोजन कर लेते हैं, तो आयोनाइज्ड पानी पीने से पहले 30 मिनट प्रतीक्षा करें।

> * *यदि आपको स्वास्थ्य समस्याएं हैं जो आपके तरल पदार्थ के सेवन को सीमित करने की आवश्यकता है, तो कृपया अपने चिकित्सक की सलाह का पालन करें। बस अपने तरल पदार्थ के लिए आयोनाइज्ड, अल्कलाइन पानी ही पीएं।*

आयोनाइज्ड पानी पीने का एक और उतना ही महत्वपूर्ण समय वह है जब आप मादक या एरेटेड पेय पदार्थों का सेवन करते हैं। क्या आप जानते हैं कि एक गिलास सॉफ्ट ड्रिंक को तटस्थ करने के लिए 9.5 पीएच के 32 गिलास पानी की आवश्यकता होती है? वे इतने अम्लीय होते हैं! (संदर्भ: व्हांग एस। "रिवर्स एजिंग 1990, पृष्ठ 55)

काफी समय से, जापान में अल्कलाइन पानी को 'हैंगओवर क्योर' कहा जाता है। जब हम शराब का सेवन करने के बाद अल्कलाइन पानी पीते हैं, तो यह अतिरिक्त एसिड को तटस्थ करता है जबकि इलेक्ट्रॉन्स मुक्त कणों को तटस्थ करते हैं। इस प्रकार कोई भी आसन्न हैंगओवर कम या पूरी तरह से समाप्त हो जाता है। अपने पेय पदार्थों में अल्कलाइन पानी को शामिल करने का एक सरल लेकिन प्रभावी तरीका यह है कि इसे बर्फ के क्यूब्स के रूप में फ्रीज कर दें। उपरोक्त सभी सिफारिशों के अलावा, आपको दिन भर पानी पीने की आदत डालनी चाहिए। अपने डेस्क पर या जहां भी आप अपना अधिकांश समय बिताते हैं, वहां एक गिलास रखें।

2

वाटर आयोनाइज़र कैसे चुने?

आयनाइजेशन के लिए 2 फैक्टर पर ध्यान दें:

1. **प्लेट**

   आयनाइजेशन प्लेट्स **3** मुख्य शैलियों में आती हैं - सॉलिड, मैश और स्लॉटेड (जिसे हाइब्रिड भी कहा जाता है)।

2. **पावर**

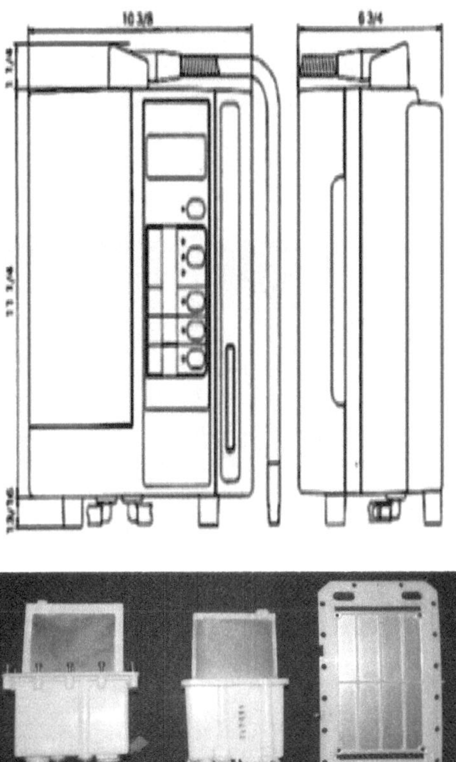

प्रति वर्ग इंच अधिक पावर **pH** और **ORP** आउटपुट पर परिणाम देती है। चूंकि इलेक्ट्रोलिसिस आयनाइजेशन की प्रक्रिया का मूल है, इसलिए ये प्लेट्स जो पावर प्राप्त करती हैं, प्रक्रिया में महत्वपूर्ण भूमिका निभाती हैं। यहां तक कि सबसे अच्छी प्लेट्स भी कम पावर पर प्रभावी नहीं होतीं। जितनी अधिक पावर प्लेट्स को मिलती है, मशीन उतनी ही अधिक कुशल होती है आयन को अलग करने में, जिससे उच्च **pH** और नकारात्मक **ORP** उत्पन्न होता है।

प्लेटों के प्रकार:

ठोस/सपाट प्लेटें:

यह पहली पीढ़ी की तकनीक है। मूल रूप से, सभी पानी के अल्कालाइन मशीनों में बड़ी ठोस प्लेटों का उपयोग होता था। इसे इसकी मजबूती और टिकाऊपन के लिए जाना जाता है, लेकिन इन प्लेटों की कमी यह है कि बिजली केवल बाहरी किनारों पर ही केंद्रित होती है, जिससे पानी में पर्याप्त एंटीऑक्सीडेंट उत्पन्न करने में कम प्रभावी होती है, इसे अच्छे इलेक्ट्रिक पावर का उपयोग करके आसानी से हल किया जा सकता है।

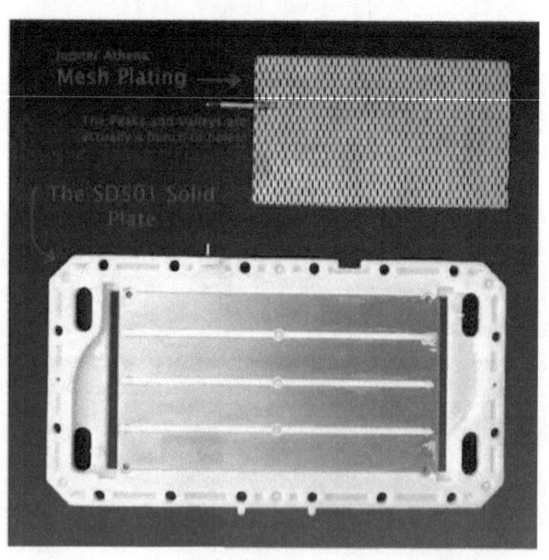

मेश/स्लॉटेड प्लेट्स:

मेश प्लेट्स तकनीक पारंपरिक प्लेट्स डिज़ाइन का एक उन्नत संस्करण माना जाता है। ठोस प्लेट्स को इलेक्ट्रोप्लेट करने से पहले, उन्हें मेश प्लेटिंग के साथ ट्रीट किया जाता है। जैसे खिड़कियों की जाली, मेश प्लेट्स में कई किनारे होते हैं जो बिजली के अच्छे कंडक्टर होते हैं। ठोस प्लेट्स के विपरीत, मेश प्लेट्स पूरी तरह से बिजली का संचालन करती हैं, जिससे इलेक्ट्रोलिसिस की प्रक्रिया अधिक प्रभावी और कारगर होती है। मेश डिज़ाइन बिजली को पूरे क्षेत्र में पास करने की अनुमति देती है, सतह का क्षेत्र बढ़ जाता है, इलेक्ट्रोलिसिस में सुधार होता है, लेकिन समस्या यह है कि मेश प्लेट्स मजबूत नहीं होतीं और अधिक पहनने और आंसू के प्रति संवेदनशील होती हैं, जिससे टाइटेनियम पानी के संपर्क में आता है। इसके अलावा, मेश प्लेट्स में जाम होने की प्रवृत्ति होती है और इसे साफ करना मुश्किल होता है, इसलिए उपयोग के एक अवधि के बाद, मेश प्लेट्स वाले उपकरणों की कार्यक्षमता खराब हो जाती है।

स्लॉटेड / हाइब्रिड प्लेट्स:

हाइब्रिड प्लेट्स, जैसा कि नाम से संकेत मिलता है, ठोस और मेश डिज़ाइन का एक संयोजन है। एकमात्र अंतर यह है कि टाइटेनियम प्लेट्स में इलेक्ट्रोलिसिस वितरण के लिए छेद होते हैं। कंडक्टिव एजेस बनाने के लिए, प्लेट्स पर छेद ड्रिल किए जाते हैं। छेद प्लेट्स की टिकाऊपन को प्रभावित नहीं करते लेकिन यह समग्र सतह क्षेत्र को बढ़ाते हैं।

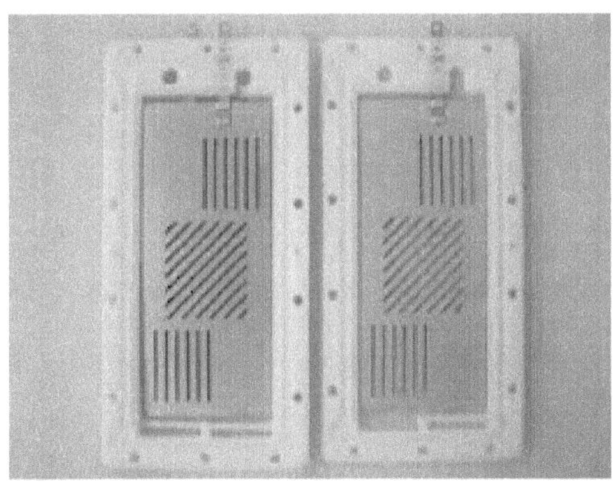

वे इतनी बड़ी होती हैं कि चूने के जमा होने से जाम नहीं होतीं। ड्रिलिंग के बाद, प्लेटों को कई बार प्लेटिनम में डुबोया जाता है। अंततः, प्लेटों को पहनने और आंसू से बचाने के लिए, उन्हें एक प्रक्रिया से गुजरना पड़ता है जिसे बेकिंग कहते हैं।

हाइब्रिड प्लेटें बहुत मजबूत होती हैं और पानी के आयनाइजेशन में बेजोड़ होती हैं।

प्लैटिनम-कोटेड टाइटेनियम प्लेट्स के बारे में मिथक

प्लेटिनम-कोटेड टाइटेनियम प्लेट्स के चारों ओर सबसे बड़ा भ्रांत धारणा टाइटेनियम और प्लैटिनम विषाक्तता का खतरा है। हालांकि, यह बस एक भ्रांति है। सर्जन और दंत चिकित्सक इन तत्वों से बने इम्प्लांट्स का उपयोग करते हैं। आमतौर पर, उच्च गुणवत्ता वाले अल्कालाइन आयनाइज्ड वॉटर मशीनें अंतिम पानी आयनाइजेशन के लिए शुद्ध प्लैटिनम टाइटेनियम प्लेट्स का उपयोग करती हैं।

इसके अलावा, ये प्लेट्स इलेक्ट्रोलिसिस के दौरान विघटित या जंग नहीं लगती हैं।

सस्ते वेरिएंट्स, विशेषकर ताइवान और चीन से, इन्हें नहीं उपयोग करते क्योंकि ये महंगे होते हैं। इसके बजाय, वे प्लैटिनोरिडियम का उपयोग करते हैं, जो प्लैटिनम और इरिडियम का मिश्रण है, जो प्लैटिनम टाइटेनियम से 7 गुना सस्ता होता है। जापानी निर्मित अल्कालाइन वॉटर फिल्ट्रेशन सिस्टम इरिडियम का उपयोग नहीं करते हैं। यह पीने के पानी के लिए उपयुक्त नहीं है क्योंकि इसके स्वास्थ्य पर प्रतिकूल प्रभाव हो सकते हैं।

आपको किसी भी आयनाइज्ड वॉटर प्यूरिफायर से भी बचना चाहिए जो इलेक्ट्रोइस के साथ सफेद सोने की प्लेटिंग का उपयोग करता है। यह शुद्ध सोना नहीं है क्योंकि यह एक मिश्रधातु है जिसमें न्यूनतम **62%** चांदी होती है। संक्षेप में, आपके पूरे घर के लिए सबसे अच्छा वॉटर आयनाइजर वह होना चाहिए जिसमें प्लैटिनम से कोटेड टाइटेनियम प्लेट्स हों।

क्या प्लेट्स की संख्या महत्वपूर्ण है? आज, आप प्राकृतिक अल्कालाइन पानी की मशीनें **5** से **13** प्लेट्स के साथ पाएंगे। प्लेट्स की संख्या शक्ति की खपत को निर्धारित कर सकती है। जब इलेक्ट्रोड्स अधिक शक्ति का उपयोग करते हैं, तो पानी आयनाइजेशन और प्रवाह दर में सुधार होता है। आपको स्वास्थ्य लाभ के लिए उच्च नकारात्मक-ओआरपी पानी मिलेगा।

जितनी अधिक प्लेट्स वॉटर अल्कालाइज़र में होती हैं, पानी आयनाइजेशन के लिए उतना ही बेहतर होता है। हालांकि, अधिक प्लेट्स का मतलब उच्च मूल्य टैग होता है।

एक और महत्वपूर्ण कारक प्लेट का आकार है क्योंकि कई कम बजट वाले आयनाइजर्स का दावा है कि उनके पास कई प्लेट्स हैं, इस प्रकार बेहतर इलेक्ट्रोलिसिस होती है, लेकिन सच यह है कि उनकी प्लेट्स आकार में बहुत छोटी होती हैं इसलिए उनके पास प्लेट्स का क्षेत्रफल कम होता है, भले ही संख्या में अधिक हो।

संक्षेप में, प्लेट में क्या महत्वपूर्ण है:

1. प्लेट का प्रकार
2. प्लेट बनाने के लिए उपयोग की गई सामग्री और मिश्रधातुएं।
3. प्लेट पर कोटिंग, चाहे वह डिप की गई हो या स्प्रे की गई हो।
4. प्लेट्स की संख्या
5. प्लेट्स का आकार

पॉवर सप्लाई के प्रकार

एक आयनाइज़र में **2** प्रकार की पॉवर सप्लाई का उपयोग किया जाता है: स्विच मोड (**SMPT**) और लीनियर।

डीसी पावर सप्लाई स्विच-मोड (स्विचिंग भी कहा जाता है) या लीनियर डिज़ाइन में उपलब्ध होती है। जबकि दोनों प्रकार डीसी पावर सप्लाई करते हैं, इस पावर को उत्पन्न करने का तरीका अलग होता है। प्रत्येक प्रकार के

पावर सप्लाई के अपने-अपने फायदे और नुकसान होते हैं। आइए इन दोनों प्रौद्योगिकियों के बीच के अंतर और प्रत्येक डिज़ाइन के संबंधित लाभ और हानियों पर नज़र डालते हैं।

स्विच-मोड पावर सप्लाई एसी लाइन पावर को सीधे डीसी वोल्टेज में परिवर्तित करता है बिना ट्रांसफार्मर के, और यह कच्चा डीसी वोल्टेज फिर एक उच्च आवृत्ति वाले एसी सिग्नल में परिवर्तित होता है, जिसका उपयोग रेगुलेटर सर्किट में वांछित वोल्टेज और करंट उत्पन्न करने के लिए किया जाता है। इसके परिणामस्वरूप वोल्टेज को बढ़ाने या घटाने के लिए एक बहुत छोटा, हल्का ट्रांसफार्मर होता है, जो **60** हर्ट्ज की एसी लाइन आवृत्ति पर आवश्यक होता है। ये छोटे ट्रांसफार्मर **60** हर्ट्ज ट्रांसफार्मर की तुलना में काफी अधिक कुशल होते हैं, इसलिए पावर कन्वर्शन अनुपात अधिक होता है।

लीनियर पावर सप्लाई डिज़ाइन एसी लाइन वोल्टेज को एक पावर ट्रांसफार्मर पर लागू करता है ताकि वोल्टेज को बढ़ाया या घटाया जा सके, फिर इसे रेगुलेटर सर्किट्री पर लागू किया जाता है। चूंकि ट्रांसफार्मर का आकार संचालन की आवृत्ति के साथ अप्रत्यक्ष रूप से अनुपातिक होता है, इसके परिणामस्वरूप एक बड़ा, भारी पावर सप्लाई होता है।

प्रत्येक प्रकार की पावर सप्लाई ऑपरेशन के अपने-अपने फायदे और नुकसान होते हैं। एक स्विच-मोड पावर सप्लाई एक संबंधित लीनियर पावर सप्लाई की तुलना में **80%** तक छोटी और हल्की हो सकती है, लेकिन यह उच्च आवृत्ति शोर उत्पन्न करता है जो संवेदनशील इलेक्ट्रॉनिक उपकरणों में हस्तक्षेप कर सकता है। लीनियर पावर सप्लाई के विपरीत, स्विच-मोड पावर सप्लाई **10-20** मिलीसेकंड की सीमा में एसी पावर की छोटी हानियों को सहन कर सकती है बिना आउटपुट को प्रभावित किए।

लीनियर पावर सप्लाई को आउटपुट वोल्टेज को नियंत्रित करने के लिए बड़े सेमीकंडक्टर उपकरणों की आवश्यकता होती है और इसलिए यह अधिक गर्मी उत्पन्न करती है, जिससे ऊर्जा दक्षता कम होती है। एक लीनियर पावर सप्लाई सामान्यतः **24V** आउटपुट के लिए लगभग **60%** दक्षता पर काम करती है,

जबकि एक स्विच-मोड पावर सप्लाई **80%** या उससे अधिक पर काम करती है। लीनियर पावर सप्लाई की ट्रांज़ियेंट प्रतिक्रिया समय स्विच-मोड पावर सप्लाई की तुलना में **100** गुना तेज़ होती है, जो महत्वपूर्ण है।

सामान्यत: एक स्विच-मोड पावर सप्लाई पोर्टेबल उपकरणों के लिए सबसे उपयुक्त होती है, क्योंकि यह हल्की और अधिक संक्षिप्त होती है। क्योंकि विद्युत शोर कम होता है और इसे नियंत्रित करना आसान होता है, एक लीनियर पावर सप्लाई अधिक मजबूत और आयोनाइज़र एनालॉग सर्किट्री को पावर देने के लिए बेहतर होती है।

मैंने कौन सा इलेक्ट्रोलाइजर चुना?

किसी की व्यक्तिगत पसंद, जीवनशैली और आवश्यकताओं पर बहुत कुछ निर्भर करता है। मैं हमेशा सलाह दूंगा कि अपनी खुद की रिसर्च पहले करें। व्यक्तिगत रूप से, अपनी रिसर्च और प्रयोगों के बाद, मुझे एनाजिक (Enagic) के इलेक्ट्रोलाइजर सबसे उपयुक्त लगे - न केवल इसलिए कि यह गुणवत्ता और तकनीक के मामले में प्रतिस्पर्धा से आगे है, बल्कि यह भी कि यह शायद सबसे अधिक शोधित और व्यापक रूप से अध्ययन किए गए उत्पादों में से एक है। कई प्रतिष्ठित चिकित्सा विशेषज्ञ भी इसे अनुशंसा करते हैं।

एनाजिक के डिवाइस लेवलुक (Levelluk) से जो पानी निकलता है उसे कंगन वॉटर (Kangen Water) कहा जाता है, जो एनाजिक कंपनी का ट्रेडमार्क है। कंगन वॉटर आयोनाइज्ड क्षारीय पानी होता है जो शरीर को बेहतर संतुलन बनाने में काफी सहायता करता है। पीने के लिए तीन अलग-अलग पीएच स्तर के क्षारीय पानी होते हैं: क्लीन वॉटर, ब्यूटी वॉटर और स्ट्रॉन्ग एसिडिक वॉटर। आयोनाइज्ड कंगन वॉटर नल के पानी की तुलना में छह गुना अधिक हाइड्रेटिंग होता है। यह ताज़गी देने वाला होता है और शरीर को उच्च गुणवत्ता की हाइड्रेशन प्रदान करता है।

इसकी अत्यधिक क्षारीय विशेषताएं आपके पीएच संतुलन को सुधारती हैं, शरीर के संतुलन को पुनः स्थापित करती हैं और अम्लीय कचरे को बाहर निकालती हैं। एक गिलास कंगन वॉटर में ब्लूबेरी के कुछ पाउंड से अधिक

शक्तिशाली एंटीऑक्सीडेंट होते हैं। प्रत्येक गिलास वजन घटाने में सहायता करता है क्योंकि यह हानिकारक विषाक्त पदार्थों को बाहर निकालता है।

कंगन वॉटर का उपयोग वर्तमान में विश्वभर में एथलीट्स, खेल टीमों, ओलंपिक खिलाड़ियों और बॉडीबिल्डरों द्वारा किया जाता है। यह अतिरिक्त ऑक्सीजन का समृद्ध स्रोत है, लैक्टिक एसिड को बाहर निकालता है, और वर्कआउट्स व प्रतियोगिताओं के लिए सहनशक्ति और ताकत बनाता है।

कंगन वॉटर का उपयोग घरों, अस्पतालों, बीमारी नियंत्रण इकाइयों, सरकारी एजेंसियों, चिकित्सा और दंत कार्यालयों के साथ-साथ रेस्तरां में भी किया जाता है। चालीस से अधिक वर्षों की तकनीक ने इसे एक अत्यधिक उत्कृष्ट जल आयोनाइजर के रूप में विकसित किया है। एनाजिक ही एकमात्र जल शुद्धिकरण और आयोनाइजर प्रणाली है जिसे चिकित्सा मान्यता प्राप्त है। उनके पास **(WQA)** वॉटर क्वालिटी एसोसिएशन से चार विशिष्ट प्रमाणपत्र हैं, वे दुनिया में एकमात्र इलेक्ट्रोलाइजर हैं जिन्हें गोल्ड सील सर्टिफिकेशन प्राप्त है, यह उत्कृष्टता और गुणवत्ता के लिए सर्वोच्च और सबसे प्रतिष्ठित पुरस्कार है।

कंगन वॉटर मशीन रखने वाले कुछ प्रसिद्ध लोग:

अंतरराष्ट्रीय स्तर पर: एरिजोना डायमंड बॉक्स, जिलियन माइकल्स, जेनिफर लोपेज, रोजर डॉल्ट्री, बिल गेट्स, ब्रैड पिट, एंजेलिना जोली, जेनेट जैक्सन, स्टीवन सीगल, **UFC** फाइटर जो स्टीवेंसन, जे-जेड और बेयॉंसे, वेड लाइटहार्ट, **LA** लेकर्स, चक नॉरिस, टोबी कीथ, **NY** यांकीज, **US** ओलंपिक्स स्की टीम, डेमी मूर, एल्टन जॉन, संताना, मैजिक जॉनसन, जैक निकोलसन और क्रिस एंजल।

भारत में: ऋतिक रोशन, शिल्पा शेट्टी, अजय देवगन, श्री श्री रवि शंकर, सतपाल महाराज, ब्रह्मकुमारी (माउंट आबू), विनीत जैन, समीर गहलौत, डॉ. महेंद्र प्रसाद, शाहरुख खान, एकता कपूर, रजनीकांत, इस्कॉन (जुहू), अक्षय कुमार और कई अन्य।

3

आयनाइज़र का उपयोग क्यों करें?

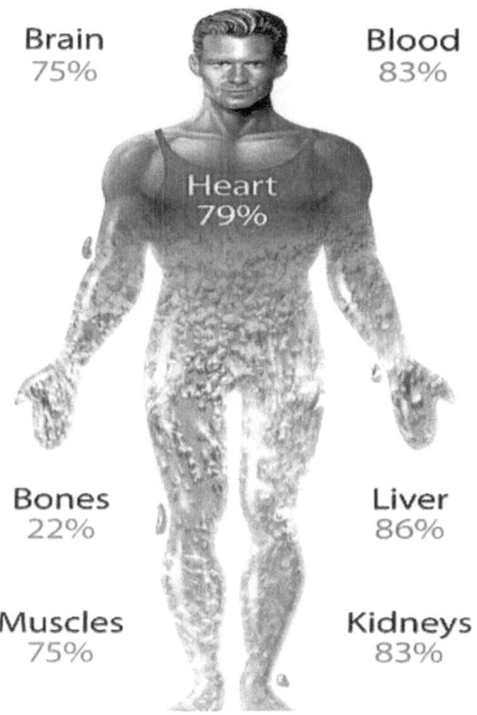

हमारा शरीर **75%** पानी से बना होता है। यह एक सर्वविदित तथ्य है कि स्वस्थ और ऊर्जावान रहने के लिए पर्याप्त मात्रा में पानी पीना आवश्यक है। पानी रक्त प्रवाह और परिसंचरण को बेहतर बनाता है, जिससे पोषक तत्व शरीर के सभी हिस्सों में पहुँचते हैं। इसके अलावा, यह पाचन में मदद करता

है, शरीर को विषाक्त पदार्थों से मुक्त करता है और सिरदर्द तथा थकान से बचाता है। नियमित रूप से पानी पीना वजन घटाने और इसे बनाए रखने के लिए भी महत्वपूर्ण है।

लेकिन यहाँ एक बात है...

सारा पानी एक जैसा नहीं होता।

जिस नल के पानी पर हम रोज़ाना बिना सोचे-समझे निर्भर रहते हैं, वह हमारे स्वास्थ्य के लिए आवश्यक पोषक तत्वों से भरपूर नहीं होता। वास्तव में, इसमें रसायन, प्रदूषक और अशुद्धियाँ होती हैं, जो शरीर में लगातार जमा होती रहती हैं और लंबे समय में गंभीर नुकसान पहुँचाती हैं।

विश्व स्वास्थ्य संगठन के अनुसार:

- कम से कम 1.8 अरब लोगों के पास केवल दूषित पानी तक पहुँच है।
- दूषित पानी से डायरिया, हैजा, टाइफाइड, पेचिश और पोलियो जैसी बीमारियाँ फैल सकती हैं।

सिर्फ इसलिए कि आपके नल से निकलने वाला पानी साफ़ दिखता है, इसका मतलब यह नहीं है कि यह पूरी तरह से सुरक्षित है। विशेष रूप से उस समय में जब जल संकट वैश्विक स्तर पर लोगों को प्रभावित कर रहा है, अपने पीने के पानी के बारे में सतर्क रहना उचित है। नल के पानी की गुणवत्ता जगह-जगह अलग-अलग होती है और इसमें ऐसे विषैले तत्व हो सकते हैं जिन्हें एक इलेक्ट्रोलाइज़र फिल्टर भी हटा नहीं सकता। यदि किसी प्री-फिल्ट्रेशन डिवाइस का उपयोग नहीं किया जाता, खासकर कठोर पानी और उच्च टीडीएस (कुल घुले हुए पदार्थ) वाले पानी के लिए, तो यह मशीन को खराब कर सकता है। सही प्री-फिल्टर न केवल आपके इलेक्ट्रोलाइज़र पानी की मशीन की उम्र बढ़ाएगा, बल्कि आपके जीवन को भी बढ़ाएगा। एक अच्छा प्री-फिल्टर आपके पानी में मौजूद विभिन्न प्रदूषकों या अन्य तत्वों के कारण उत्पन्न होने वाली गुणवत्ता की समस्याओं को दूर करता है। अधिकतर लोग पानी के शुद्धिकरण और पानी के इलेक्ट्रोलाइज़र/आयनाइज़र के बीच भ्रमित हो जाते हैं। ये दो अलग-अलग तकनीकें हैं जिनके अलग-अलग उपयोग हैं। जैसा कि नाम से ही स्पष्ट होता है, पानी के शुद्धिकरण

का काम पानी को साफ करना है और आयनाइज़र आपके पानी को स्वस्थ बनाता है। जैसा कि पहले बताया गया है, आयनाइज़र को प्री-फिल्टर (जो कि एक जल शोधक होता है) के बाद ही स्थापित किया जाना चाहिए।

आयनीकृत पानी की गुणवत्ता में सुधार कैसे करता है?

मेरे व्यापक शोध से मुझे यह समझ में आया है कि आयनीकृत पानी का असली 'जादू' नल के पानी के पूर्ण आयनीकरण में होता है। जब पानी एक विद्युत क्षेत्र से होकर गुजरता है, तो यह पानी के अणुओं को अलग करता है और वह बनाता है जिसे मैं एक आदर्श एंटीऑक्सीडेंट मानता हूँ! जितने अधिक पानी के अणु विभाजित होते हैं, उतने ही अधिक एंटीऑक्सीडेंट उत्पन्न होते हैं।

पानी में जितनी अधिक मात्रा में एंटीऑक्सिडेंट्स होते हैं, स्वास्थ्य के परिणाम उतने ही बेहतर होते हैं!

जैसा कि हम सभी ने स्कूल में पढ़ा, इलेक्ट्रोलिसिस एक तकनीक है जिसमें प्लेटिनम में डूबे टाइटेनियम से बने इलेक्ट्रोड्स के माध्यम से बिजली प्रवाहित की जाती है, जो आयनों को आकर्षित करने की क्षमता रखते हैं, जो बिजली का संचालन करते हैं। ये आयन जो पानी में स्वाभाविक रूप से मौजूद होते हैं, बाद में सकारात्मक या नकारात्मक चार्ज वाले आयनों के समूह में केंद्रित हो जाते हैं, जिससे मूल जल समूह छोटा होकर एक चार्जेड षट्कोणीय समूह में बदल जाता है। इस प्रक्रिया से क्षारीय पानी (8.5 से 11.5 pH) और अम्लीय पानी (2.5 से 6 pH) दोनों का निर्माण होता है।

लेकिन एक अच्छा इलेक्ट्रोलाइज़र पांच प्रकार के पानी बनाता है:

1. **आयोनाइज्ड क्षारीय पानी (pH 8.5 - 9.5):** पीने और स्वस्थ खाना पकाने के लिए उपयुक्त है। यह हाइड्रोजन-समृद्ध पानी आपके शरीर को क्षारीय स्थिति में बहाल करने का काम करता है, जो अच्छे स्वास्थ्य के लिए आदर्श है। यह सब्जियों के स्वाद को बढ़ाएगा और मसालों और नमक के उपयोग को कम करेगा।

2. **स्वच्छ पानी (pH 7):** क्लोरीन, जंग और धुंधलापन से मुक्त होता है। इस तटस्थ पानी का उपयोग शिशु आहार तैयार करने और दवाएँ

लेने के लिए किया जाना चाहिए ताकि शरीर दवा को आसानी से अवशोषित कर सके।

3. **ब्यूटी वाटर (pH 4.0 - 6.0):** पीने के लिए नहीं है क्योंकि यह पानी अम्लीय है और इसके कसैले प्रभाव के लिए जाना जाता है। यह त्वचा (टोनिंग और कसावट) और बालों (सुलझाने और कंडीशनिंग) पर अद्भुत काम करता है। और मछली और झींगा जैसी खाद्य सामग्री के स्वाद को संरक्षित करने में भी मदद करता है जब इसे फ्रीज करने से पहले स्प्रे किया जाता है।

4. **मजबूत अम्लीय पानी (pH 2.7 या उससे कम):** इसमें कीटाणुशोधन गुण होते हैं। इस पानी का उपयोग किसी स्थान या वस्तु को कीटाणुरहित करने और क्रॉस-संक्रमण को रोकने के लिए करें।

5. **मजबूत क्षारीय पानी (pH 11 या उससे अधिक):** सफाई के लिए आदर्श है। इस पानी में घुलनशीलता और गर्मी संचालित करने के फायदे हैं। इसका उपयोग काटने वाले बोर्ड, डिशक्लॉथ, तेल जमा के साथ-साथ रसोई में सामान्य सफाई के लिए किया जा सकता है। इसमें अतिरिक्त अवशोषण शक्ति है जो कॉफी, सोया सॉस और तेल के दागों को आसानी से हटा देगी, जबकि आप अपने बर्तनों के लिए कम डिटर्जेंट का उपयोग करेंगे और पानी का एक तिहाई ही खर्च करेंगे।

यह कैसे और क्यों काम करता है

जीवविज्ञानिक चिकित्सा शरीर के सामान्य कार्यों को बढ़ाने और दोहराने पर केंद्रित होती है। जब हम एक स्वस्थ शरीर की प्राकृतिक लय और चक्रों का समर्थन और प्रोत्साहन करते हैं, तो हम शरीर की प्रणालियों को फिर से ठीक से काम करने के लिए पुन: प्रोग्राम करना शुरू करते हैं। मेरा लक्ष्य शरीर की संपूर्ण पाचन प्रक्रिया को स्वाभाविक रूप से बढ़ाने का तरीका खोजना था, जो पेट से लेकर बड़ी आंत तक चलता है।

मैंने अपने पुराने प्रोटोकॉल का पालन किया लेकिन विभिन्न pH स्तरों के आयोनाइज्ड पानी को बदल दिया और परिणाम आश्चर्यजनक था।

मैंने पेट में हाइड्रोक्लोरिक एसिड के सामान्य उत्पादन को बढ़ाने के लिए 2-चरणीय दृष्टिकोण का उपयोग किया।

- *पहले*, इसे समाप्त या तटस्थ कर दिया ताकि सिस्टम को एसिड का उत्पादन शुरू करने के लिए मजबूर किया जा सके, ठीक तब जब भोजन पहुंचने वाला हो! मैंने इस कार्य को पूरा करने के लिए pH 11.5 आयोनाइज्ड पानी की थोड़ी मात्रा का उपयोग किया।
- *दूसरा*, पाचन के शुरुआती चरणों को पूरा करने के लिए पेट में थोड़ा और एसिड डाला। इसे पूरा करने के लिए मैंने pH 2.5 पानी की थोड़ी मात्रा का उपयोग किया, क्योंकि यह एक पतला, गैर-विषैला हाइड्रोक्लोरिक एसिड जैसा होता है।

ज्यादातर लोगों को यह नहीं पता होता कि एसिड रिफ्लक्स, जीईआरडी और पुराने जमाने की हार्टबर्न जैसी स्थितियां तब होती हैं जब पेट में पर्याप्त एसिड नहीं होता। देखिए, पेट और अन्नप्रणाली के बीच एक स्पिंटर होता है जो तब बंद होने के लिए डिज़ाइन किया गया है जब पर्याप्त मात्रा में पेट का एसिड निकलता है। इसलिए, यह सुनिश्चित करना आवश्यक है कि आपके पेट में उस भोजन को तोड़ने के लिए पर्याप्त एसिड हो जिसे आप खा रहे हैं और स्पिंटर को बंद करने का संकेत दें।

मैंने छोटी आंत के pH को समायोजित करने के लिए भी 2-चरणीय प्रक्रिया का उपयोग किया ताकि पित्त का उचित प्रवाह और अग्नाशयी एंजाइमों का स्राव प्रोटीन, वसा और कार्बोहाइड्रेट के टूटने को प्रोत्साहित किया जा सके।

- *पहले*, पेट के अम्लों को समाप्त करके, क्षारीय पीने वाला पानी बिना किसी हस्तक्षेप के सीधे पेट से छोटी आंत में जाने दिया जाता है। क्योंकि पानी एकमात्र ऐसा पदार्थ है जिसे हम ग्रहण करते हैं जिसे पचाया नहीं जाता है, यह पेट से लगभग बिना किसी रुकावट के छोटी आंत में चला जाता है जहां यह एक क्षारीय वातावरण बनाने में सक्षम होता है।

- ***दूसरा***, एक समय में बड़ी मात्रा में क्षारीय एंटीऑक्सिडेंट-समृद्ध पीने का पानी ग्रहण करने से,

- पर्याप्त मात्रा में पानी और एंटीऑक्सिडेंट दोनों वितरित होते हैं जिन्हें तुरंत रक्त प्रवाह और लसीका तंत्र में अवशोषित किया जा सकता है।

- यह शरीर को उन विषाक्त पदार्थों को समाप्त करने के लिए प्रोत्साहित करता है जो पित्त के अस्वास्थ्यकर गाढ़ेपन को उत्पन्न करने के लिए जिम्मेदार होते हैं, जिससे यह छोटी आंत में स्वतंत्र रूप से बहने से रोकता है।

इस जल प्रोटोकॉल का लगातार उपयोग एक आदर्श **pH** बनाता है जो पूर्ण पाचन को प्रोत्साहित करता है, पेट के एसिड, पित्त और अग्नाशयी एंजाइमों के समय पर स्राव को प्रोत्साहित करता है, जबकि प्रणाली को अपने आप ठीक से काम करने के लिए पुन: प्रशिक्षित करता है। पूर्ण पाचन समग्र स्वास्थ्य और प्राकृतिक आत्म-चिकित्सा के लिए आवश्यक है।

आयनीकृत पानी आपके जीवन को कैसे बदल सकता है...

दुनियाभर के विश्वविद्यालयों और अस्पतालों में कई वैज्ञानिक अध्ययन किए गए हैं, जो नियमित रूप से पुनर्गठित आयनीकृत पानी पीने के चार मुख्य लाभों को सिद्ध करते हैं:

1. **हाइड्रेशन में वृद्धि**
   आयनीकरण से पानी के अणुओं का आकार उसकी मूल आकार का दो-तिहाई हो जाता है। पानी के अणुओं का यह पुनर्गठित आकार शरीर द्वारा अवशोषण को आसान बनाता है, ऊतकों की मरम्मत को बढ़ाता है और कचरे के निष्कासन में सुधार करता है।

2. **शरीर के पीएच स्तर को संतुलित करता है**
   आयनीकृत पानी में उच्च पीएच स्तर होता है क्योंकि पानी के अणु टूटने पर **OH**-आयन्स और आयनिक क्षारीय खनिज उत्पन्न होते हैं। ये आयन्स रक्त में बाइकार्बोनेट बफ़र्स को बढ़ाते हैं, जिससे शरीर

संतुलित और तटस्थ होता है, और एसिड व विषाक्त पदार्थों का उत्सर्जन करता है।

3. **रक्त में ऑक्सीजन की आपूर्ति में सुधार करता है**

ताज़ा पुनर्गठित आयनीकृत पानी हाइड्रोक्सी आयन्स से समृद्ध होता है, जो अस्थिर ऑक्सीजन मुक्त कणों को मुक्त इलेक्ट्रॉन्स प्रदान करते हैं। इससे ऑक्सीजन के अणु स्थिर होते हैं, जो मुक्त कणों से बेहतर होते हैं क्योंकि ये प्रतिक्रियाशील नहीं होते, मानसिक सतर्कता में सुधार करते हैं और शरीर को ऊर्जावान बनाते हैं।

4. **मुक्त कणों को निष्क्रिय करता है**

शोध से पता चलता है कि सक्रिय ऑक्सीजन अणु मुक्त कण होते हैं जो सामान्य ऊतकों को नुकसान पहुंचा सकते हैं और आंतरिक तंत्रों की गिरावट को तेज कर सकते हैं। मुक्त कण उम्र बढ़ने की प्रक्रिया को भी तेज करते हैं। इस नुकसान को उलटने के लिए, मुक्त कणों को निष्क्रिय करना महत्वपूर्ण है।

पुनर्गठित आयनीकृत पानी इन सक्रिय अणुओं को निष्क्रिय करता है, जिससे यह एक शक्तिशाली एंटीऑक्सीडेंट बन जाता है।

आयनीकृत पानी निम्नलिखित में सहायक है:

- विषाक्त पदार्थों और अतिरिक्त शरीर की चर्बी को निकालने में
- रक्त शर्करा और इंसुलिन को स्थिर करने में
- रक्तचाप को सामान्य करने में
- असामान्य जठरांत्रीय सड़न को हटाने में
- एक स्वस्थ कोलन बनाए रखने में
- मूत्र मार्ग के संक्रमण को हल करने में
- कैंडिडा और फंगस की वृद्धि को कम करने में
- पुरानी दर्द को कम करने में
- शरीर की उपचार क्षमता को बढ़ाने में

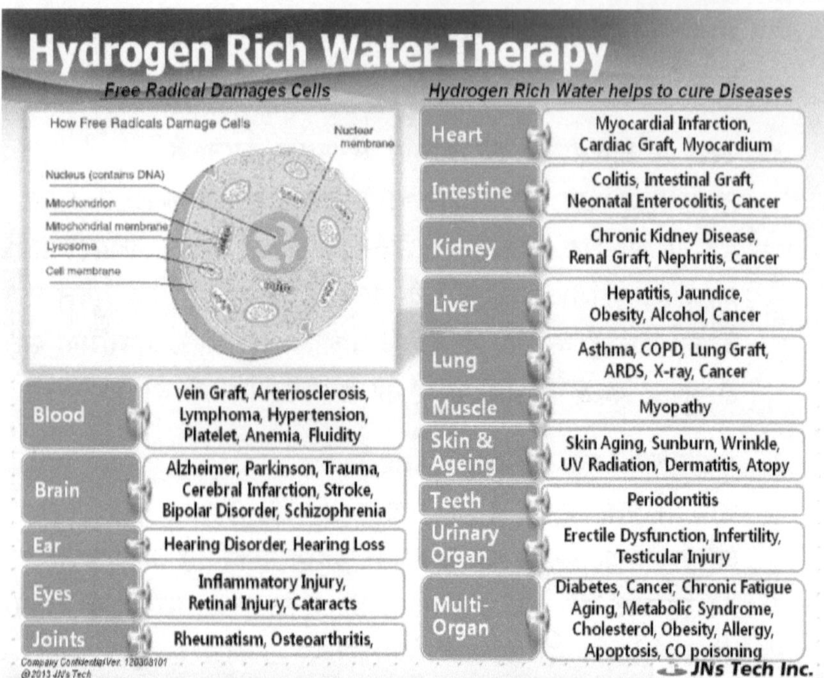
Hydrogen Rich Water Therapy
Free Radical Damages Cells
Hydrogen Rich Water helps to cure Diseases
How Free Radicals Damage Cells
Nuclear membrane
Nucleus (contains DNA)
Mitochondrion
Mitochondrial membrane
Lysosome
Cell membrane
Heart
Myocardial Infarction, Cardiac Graft, Myocardium
Intestine
Colitis, Intestinal Graft, Neonatal Enterocolitis, Cancer
Kidney
Chronic Kidney Disease, Renal Graft, Nephritis, Cancer
Liver
Hepatitis, Jaundice, Obesity, Alcohol, Cancer
Lung
Asthma, COPD, Lung Graft, ARDS, X-ray, Cancer
Muscle
Myopathy
Skin & Ageing
Skin Aging, Sunburn, Wrinkle, UV Radiation, Dermatitis, Atopy
Teeth
Periodontitis
Urinary Organ
Erectile Dysfunction, Infertility, Testicular Injury
Multi-Organ
Diabetes, Cancer, Chronic Fatigue Aging, Metabolic Syndrome, Cholesterol, Obesity, Allergy, Apoptosis, CO poisoning
Blood
Vein Graft, Arteriosclerosis, Lymphoma, Hypertension, Platelet, Anemia, Fluidity
Brain
Alzheimer, Parkinson, Trauma, Cerebral Infarction, Stroke, Bipolar Disorder, Schizophrenia
Ear
Hearing Disorder, Hearing Loss
Eyes
Inflammatory Injury, Retinal Injury, Cataracts
Joints
Rheumatism, Osteoarthritis,
Company Confidential Ver. 120308101
@2013 JN's Tech
JNs Tech Inc.

4

अल्कलाइन क्यों बनें?

जबकि कई प्रकार के आहार मौजूद हैं, कोई भी आहार उतना स्वस्थ और रोगों से मुक्त लंबा जीवन देने वाला नहीं है जितना कि एक एल्कलाइन आहार है।

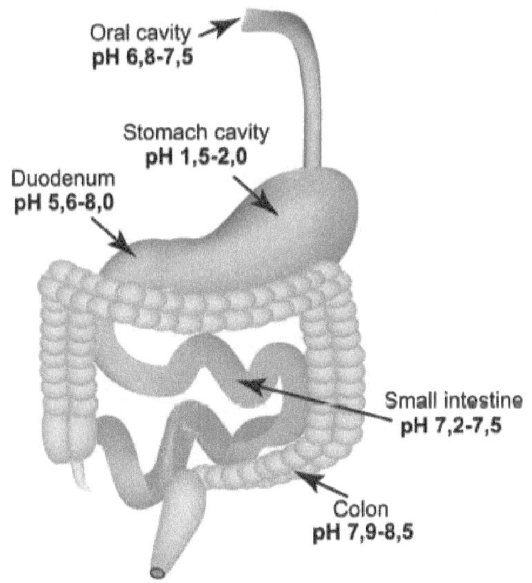

2012 में, जर्नल ऑफ एनवायरनमेंटल हेल्थ ने एक समीक्षा प्रकाशित की जिसमें पाया गया कि शरीर के पीएच को एल्कलाइन आहार के माध्यम से संतुलित करना वास्तव में कई पुरानी बीमारियों, बीमारियों और कमियों जैसे उच्च रक्तचाप, मधुमेह, गठिया, विटामिन डी की कमी और हड्डियों के घनत्व में कमी जैसी समस्याओं से होने वाली मृत्यु दर और रोग दर को कम करने में सहायक हो सकता है।

एक एल्कलाइन आहार में उन खाद्य पदार्थों और पानी का समावेश होता है जो स्वाभाविक रूप से अधिक एल्कलाइन होते हैं, जैसे ताजे सब्जियां, फल और बिना प्रोसेस किए गए पौधों पर आधारित प्रोटीन। इस प्रकार का आहार स्वस्थ कोशिकाओं की सुरक्षा करता है और आवश्यक खनिजों का संतुलन बनाए रखता है। यह रक्त वाहिकाओं में प्लाक बनने से रोकता है, मूत्र में कैल्शियम के जमाव को रोकता है, गुर्दे की पथरी को रोकता है, मांसपेशियों की कमजोरी और ऐंठन को कम करता है, मजबूत हड्डियों का निर्माण करता है, आदि।

पिछले **200** वर्षों में, हमारे द्वारा उपभोग किए जाने वाले भोजन में पोटैशियम, मैग्नीशियम और क्लोराइड के स्तर में निरंतर कमी आई है और सोडियम के स्तर में निरंतर वृद्धि हुई है। सामान्यतः यह गुर्दों का काम होता है कि वे इलेक्ट्रोलाइट्स के स्तर को बनाए रखें, लेकिन जब हम अत्यधिक अम्लीय पदार्थों का सेवन करते हैं, तो इन इलेक्ट्रोलाइट्स का उपयोग इस अम्लता को नियंत्रित करने के लिए होता है। वर्षों के दौरान हमारा आहार परिष्कृत वसा, साधारण शर्करा, सोडियम और क्लोराइड को शामिल करने के लिए विकसित हुआ है, जिसने मेटाबॉलिक एसिडोसिस को बढ़ा दिया है। यह बुढ़ापे की प्रक्रिया को तेज करता है, अंगों के कार्यों का धीरे-धीरे ह्रास, और ऊतकों और हड्डियों के द्रव्यमान का पतन।

ताजे फल और सब्जियाँ जैसे मशरूम, सिट्रस फल, खजूर और किशमिश, पालक, टमाटर, एवोकाडो, काले मूली, अल्फाल्फा घास, जौ घास, खीरा, केल, जीकामा, व्हीटग्रास, ब्रोकली, अजवायन, लहसुन, अदरक, हरी बीन्स, एंडिव, पत्ता गोभी, अजवाइन, लाल चुकंदर, तरबूज, अंजीर और पके केले। अपनी डाइट में जितने हो सकें कच्चे फल और सब्जियाँ शामिल करें।

पौधे आधारित प्रोटीन जैसे बादाम, नेवी बीन्स, लिमा बीन्स, और अधिकांश अन्य बीन्स और दालें।

9 से **11** के **pH** वाली क्षारीय पानी। इस पानी में नींबू या चूना मिलाकर पूरे दिन पीना भी क्षारीयता को बढ़ा सकता है।

क्षारीयता बनाए रखने के लिए किन खाद्य पदार्थों से बचें:

निम्नलिखित खाद्य पदार्थ अपनी उच्च अम्लीय गुणों और क्षारीयता विरोधी प्रवृत्तियों के लिए कुख्यात हैं।

उच्च-सोडियम वाले खाद्य पदार्थ: प्रोसेस्ड खाद्य पदार्थों में बड़ी मात्रा में सोडियम क्लोराइड होता है। इसमें टेबल सॉल्ट भी शामिल है, जिसका अत्यधिक सेवन रक्त वाहिकाओं को संकुचित करता है और अम्लता पैदा करता है।

- कोल्ड कट्स और पारंपरिक मांस
- प्रोसेस्ड सीरियल (जैसे कॉर्न फ्लेक्स)
- अंडे
- कैफीनयुक्त पेय और शराब
- ओट्स और साबुत गेहूं के उत्पाद: सभी अनाज, साबुत हो या न हो, शरीर में अम्लता पैदा करते हैं।
- दूध: कैल्शियम से भरपूर डेयरी उत्पाद ऑस्टियोपोरोसिस के सबसे बड़े कारक होते हैं। ऐसा इसलिए है क्योंकि वे शरीर में अम्लता पैदा करते हैं। जब आपका रक्त प्रवाह बहुत अधिक अम्लीय हो जाता है, तो यह **pH** स्तर को संतुलित करने की कोशिश में हड्डियों से कैल्शियम (एक अधिक क्षारीय पदार्थ) चुरा लेता है।
- मूंगफली
- पास्ता, चावल, ब्रेड और पैकेज्ड अनाज उत्पाद

क्षारीयता बनाए रखने के लिए जिन आदतों से बचना चाहिए:

आपकी दैनिक दिनचर्या में कुछ सामान्य आदतें, जो देखने में हानिरहित लगती हैं, आपके **pH** स्तरों में गंभीर असंतुलन पैदा कर सकती हैं। इनमें शामिल हैं:

- अत्यधिक शराब, ड्रग्स और कैफीन का सेवन
- अत्यधिक एंटीबायोटिक्स का सेवन
- अत्यधिक कृत्रिम मिठास का सेवन

- लगातार तनाव और थकान
- औद्योगिक खेती के कारण खाद्य पदार्थों में पोषक तत्वों की कमी
- फाइबर की कम मात्रा वाला आहार

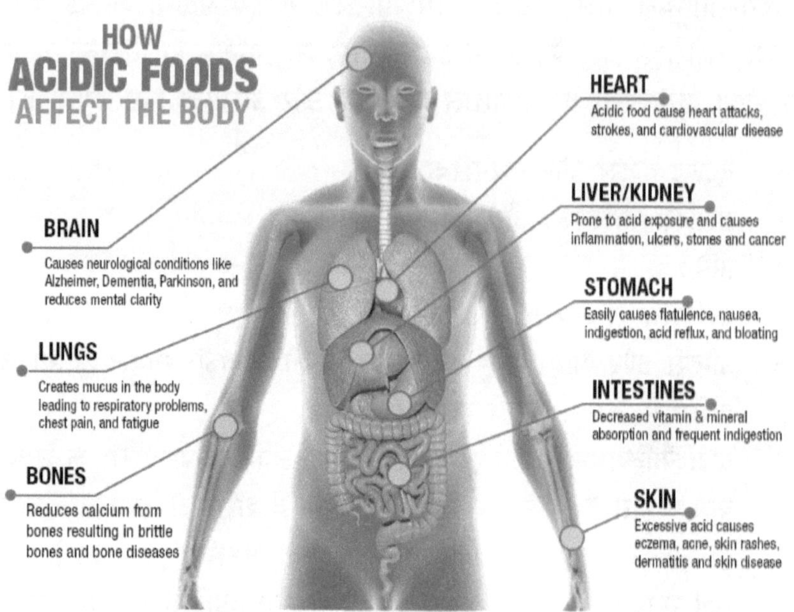

- बहुत अधिक या बहुत कम व्यायाम
- गैर-घास खिलाए गए पशु मांस का अत्यधिक सेवन
- खाद्य पदार्थों, स्वास्थ्य और सौंदर्य उत्पादों, और प्लास्टिक से प्राप्त अतिरिक्त हार्मोन
- घरेलू सफाई उत्पादों, निर्माण सामग्री, कंप्यूटर, सेल फोन और माइक्रोवेव से निकलने वाले रसायनों और विकिरण का प्रभाव
- भोजन में रंग और संरक्षक
- कीटनाशक और शाकनाशी
- प्रदूषण
- गलत तरीके से चबाने और खाने की आदतें
- उथली श्वास

आयनित पानी क्यों काम करता है?

हमारे शरीर का **70%** हिस्सा पानी से बना होता है! इसके अलावा, पानी हमारे मांसपेशी ऊतकों का **75%,** हमारे रक्त का **80%,** और हमारे मस्तिष्क का **90%** हिस्सा बनाता है। यही नहीं, शरीर में होने वाली सभी जैव रासायनिक क्रियाएं पानी पर निर्भर होती हैं। एक मज़ेदार तथ्य यह है कि सामान्य चयापचय गतिविधि केवल तभी हो सकती है जब कोशिकाएं कम से कम **65%** पानी से भरी हों।

आयनित पानी इस प्रकार काम करता है कि यह मुक्त कणों को समाप्त करता है और आयनों को तटस्थ करके शरीर से विषाक्त पदार्थों को बाहर निकलने का रास्ता प्रदान करता है। एक बड़ा हिस्सा विषाक्त पदार्थ वसा कोशिकाओं, ऊतकों, अंगों और लसीका तरल पदार्थों में जमा होता है। आयनित पानी इनको बाहर निकालता है, जिससे वसा की कमी में भी मदद मिलती है।

आयनित पानी आयनिक खनिजों, जैसे कैल्शियम और आयरन, से समृद्ध होता है, और इसके अणु सामान्य नल के पानी या बोतलबंद पानी की तुलना में छह गुना तेजी से अवशोषित होते हैं, जिससे आवश्यक पोषक तत्वों का तेजी से अवशोषण सुनिश्चित होता है।

इसके क्षारीय स्वभाव के कारण, आयनित पानी एक ऐसे तंत्र को संतुलित कर सकता है जो लगातार अम्लता से पीड़ित होता है, जिससे दर्द और सूजन होती है। इसे रोकने के लिए, शरीर हड्डियों और ऊतकों में संग्रहीत क्षारीय खनिजों का उपयोग करता है, जिससे हड्डियों की घनत्व में गिरावट होती है।

यहां आयनित पानी बचाव के लिए आता है और शरीर को इसके खनिज भंडार को संरक्षित और बनाए रखने में मदद करता है।

बोतलबंद पानी से बेहतर...

जितना बोतलबंद पानी अपने आपको आवश्यक विटामिन और खनिजों से युक्त बताता है, फिर भी यह शरीर को समृद्ध करने में विफल रहता है।

इसके अलावा, विशेष पानी वित्तीय रूप से लाभप्रद नहीं होता है - अधिकांश बोतलबंद पानी आमतौर पर प्रति लीटर लगभग ₹20 या उससे अधिक में बिकता है। इसकी तुलना करें आपके शरीर की दैनिक ज़रूरतों से जो लगभग 3 से 4 लीटर प्रति दिन होती है, यदि आप बोतलबंद पानी का उपयोग करते हैं, तो आपको रोज़ाना लगभग ₹60 से ₹80 खर्च करना होगा! यदि आप इस पैटर्न का 15 वर्षों तक पालन करते हैं, तो आप केवल पानी पर लगभग ₹4,38,000 खर्च कर देंगे। लेकिन, क्या आपने इसके वादे किए गए लाभों का अनुभव किया है?

इसके विपरीत, आयनित पानी के साथ, आपके पास अपने लिए और अपने परिवार के लिए पौष्टिक रूप से समृद्ध पानी का स्रोत होता है।

इसके अलावा, आयनित पानी का उपयोग करने से एक बार उपयोग किए जाने वाले प्लास्टिक की बोतलों के उपयोग को कम करके पर्यावरण पर होने वाले नुकसान को भी कम किया जा सकता है।

नल के पानी का उपयोग विकल्प के रूप में?

नल का पानी कानूनी रूप से अनुमत 90 तक के रसायनों से युक्त होता है। नल के पानी में क्लोरीन और क्लोरीन के विभिन्न उप-उत्पाद पाए गए हैं। पानी में क्लोरीन का संबंध मूत्राशय, स्तन और शरीर के अन्य भागों में कैंसर से पाया गया है। इसके अलावा, नल के पानी में बैक्टीरिया को मारने के लिए इस्तेमाल होने वाला क्लोरीन आपके आंत में स्वस्थ बैक्टीरिया को भी मारने के लिए जाना जाता है।

बेहतर है कि व्यक्ति एक जल फिल्टर में निवेश करे बजाय इसके कि वह नल से सीधे पानी पिए। लेकिन, शुद्धिकरण केवल एक छोटा सा हिस्सा है। पुनःसंरचित आयनित पानी के लाभ एक साधारण जल फिल्टर से तुलना नहीं किए जा सकते।

विशेषज्ञों की राय

"मैंने लगभग हर स्वास्थ्य स्थिति की कल्पना के लिए **5,000** गैलन से अधिक इस पानी का प्रयोग किया है। मुझे लगता है कि पुनःसंरचित क्षारीय पानी से सभी को लाभ हो सकता है।"

- डॉ. थियोडोर बैरूडी लेखक, अल्कलाइज़ या डाई
  "क्षारीय पानी शरीर से अम्लीय अपशिष्टों को निकालता है। मैंने सैकड़ों व्यक्तियों को अपनी सलाह के परिणामों का सावधानीपूर्वक मूल्यांकन करने के बाद, यह निष्कर्ष निकाला कि अम्लीय अपशिष्ट के रूप में विषाक्तता अपक्षयी रोगों का प्राथमिक कारण है।"

- शेरी रोजर्स एमडी लेखक, **डिटॉक्सिफाई या डाई**
  "क्षारीय पानी पीना शरीर से सभी विषाक्त पदार्थों और अम्लों को निकालने का एक शानदार तरीका है, जो ऊतकों और शरीर के तरल पदार्थों से निकलते हैं, और शरीर को तेजी से पुनः हाइड्रेट करने और रक्त को क्षारीय बनाए रखने का तरीका है।"

- डैनियल रीड लेखक, **द ताओ ऑफ डिटॉक्स**
  "क्षारीय पानी पीने से उम्र बढ़ने की प्रक्रिया को उलट दिया जा सकता है और अपशिष्ट को दीर्घकालिक में एक बहुत छोटे व्यक्ति के स्तर तक कम किया जा सकता है। अंगों की कार्यक्षमता को फिर से जीवंत किया जा सकता है।"

- हेराल्ड टिट्ज़ लेखक, **यूथिंग**

पानी का महत्व संख्याओं में

- कुछ विशेषज्ञ अनुमान लगाते हैं कि **75%** तक अमेरिकी इतने हाइड्रेटेड नहीं होते हैं कि यह उनके स्वास्थ्य को प्रभावित करता है।

- दैनिक थकान का मुख्य कारण केवल पानी की कमी है।
- न्यूनतम पानी का सेवन शरीर के वजन के प्रति पाउंड आधा औंस होना चाहिए।
- मात्र **2%** पानी की कमी मस्तिष्क में मानसिक भ्रम, जैसे अल्पकालिक स्मृति हानि, ध्यान केंद्रित करने में असमर्थता, और साधारण गणितीय गणनाओं को भूलने के लिए जिम्मेदार होती है।
- कई लोग सोचते हैं कि वे भूखे हैं जबकि वे वास्तव में प्यासे होते हैं। वाशिंगटन विश्वविद्यालय के एक अध्ययन से पता चला कि भूख को **98%** डाइटर्स में एक गिलास पानी पीकर शांत किया जा सकता है।
- शोध से पता चला है कि दिन में लगभग **8-10** गिलास पानी पीने से **80%** तक पीठ और जोड़ों के दर्द को काफी हद तक कम किया जा सकता है।
- कम से कम **5-16** औंस शुद्ध पानी के गिलास प्रतिदिन पीने से स्तन कैंसर का खतरा **79%**, पेट का कैंसर **45%** और मूत्राशय के कैंसर का खतरा **50%** तक कम हो जाता है।

क्लीनिकल शोध ने लगातार कब्ज वाले रोगियों पर पुनर्गठित आयनित पानी के प्रभाव को दस्तावेज़ित किया है। जब कब्ज लंबे समय तक रहता है, तो यह अन्य शारीरिक प्रक्रियाओं और स्वास्थ्य पर असर डालता है। डॉ. म्यू शिक जॉन के अनुसार, हेक्सागोनल पानी के सेवन से आंतों के संचरण समय और मल त्याग की आवृत्ति में सुधार हुआ। अन्य शोधों ने आयनित पानी के पेट संबंधी विकृति पर प्रभाव को दर्ज किया है।

आपको आयनित पानी की ज़रूरत के संकेत

जब आपकी कोशिकाएं, ऊतक और इंटरस्टिशियल तरल पदार्थ अत्यधिक अम्लीय होते हैं, तो आप निम्नलिखित प्रभावों का अनुभव कर सकते हैं:

- आसानी से थक जाना और थकावट महसूस करना
- स्पष्ट रूप से सोचने में कठिनाई (ब्रेन फॉग)
- जीवन के प्रति निराशावादी दृष्टिकोण विकसित करना

- अपने लक्ष्यों और आकांक्षाओं को प्राप्त करने के लिए ऊर्जा और उत्साह की कमी
- अधिक बार सर्दी, फ्लू, एलर्जी और श्वसन संबंधी बीमारियाँ
- कठोरता, जोड़ों का दर्द और गठिया
- पुरानी थकान, रासायनिक संवेदनशीलता या फाइब्रोमायल्जिया
- उच्च रक्तचाप, स्व-प्रतिरक्षित विकार, कैंसर, हृदय रोग, मधुमेह, या सूजन जैसी दीर्घकालिक चिकित्सीय समस्याएं
- विषाक्त पदार्थों और भारी धातुओं का संचय

जब शरीर अम्लीय होता है, तो यह पारा, सीसा और कैडमियम जैसी भारी धातुओं को जमा करता है। ये भारी धातुएं उच्च ऑक्सीडेटिव तनाव पैदा करती हैं, जिससे शरीर और अधिक अम्लीय हो जाता है। भारी धातुएं कई अपक्षयी स्थितियों का कारण बनती हैं। पुनर्गठित आयनित पानी को शरीर पर तत्काल डिटॉक्सीफाइंग प्रभाव के रूप में दिखाया गया है, क्योंकि यह अम्लों और विषाक्त पदार्थों, जिसमें भारी धातुएं भी शामिल हैं, से बंधने की प्रवृत्ति रखता है। पुनर्गठित आयनित पानी का सेवन करने पर, विषाक्त व्यक्तियों को खुजली, बदन दर्द, और सिरदर्द जैसे क्लासिक डिटॉक्सीफिकेशन लक्षणों का अनुभव हो सकता है।

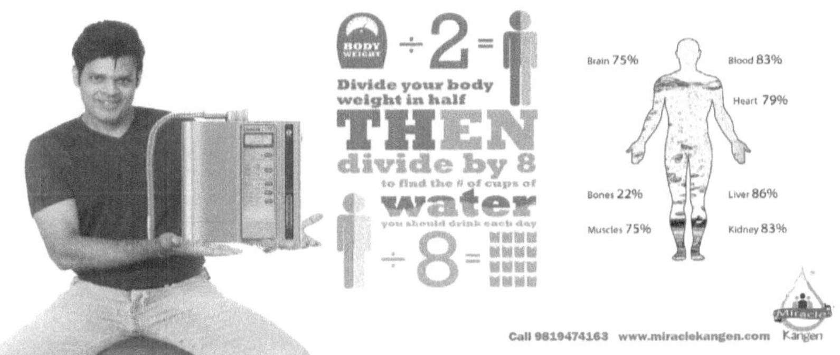

यह सामान्य धारणा है कि निर्जलीकरण केवल तब होता है जब हम किसी रेगिस्तान में खो जाते हैं या कई दिनों तक बिना पानी के रहते हैं। सच्चाई

यह है कि लगातार निर्जलीकरण व्यापक है और जितना हम सोचते हैं उससे कहीं अधिक आम है। एक निश्चित स्तर पर, अधिकांश लोग निर्जलित होते हैं।

ऊंटों के विपरीत, मानव शरीर कई दिनों या हफ्तों तक टिकने के लिए पानी संग्रहित नहीं कर सकता। निर्जलीकरण तब होता है जब शरीर के पानी का भंडार पुनः भर नहीं पाता। लगातार निर्जलीकरण तब होता है जब छोटे-छोटे मात्रा में पानी हर दिन नहीं पिया जाता। कैफीन या शराब का सेवन करने से यह समस्या और बढ़ जाती है। ये पदार्थ शरीर में पानी की मात्रा को बढ़ाने के बजाय घटाते हैं। जो लोग नियमित रूप से कैफीन या शराब का सेवन करते हैं, वे सचमुच अपने आपको "सूखा" रहे होते हैं।

मेयो क्लिनिक के अनुसार, एक सामान्य वयस्क रोजाना सांस लेने, पसीना आने और पेशाब के माध्यम से 10 कप से अधिक पानी खो देता है। जब शरीर में पानी की कमी हो जाती है, तो कई महत्वपूर्ण क्रियाएं धीमी पड़ने लगती हैं। इसके परिणामस्वरूप सिरदर्द, कब्ज, मस्तिष्क में धुंधलापन, दोपहर की थकान और कई अन्य बीमारियाँ होने लगती हैं। लगातार निर्जलीकरण पानी की कमी के कारण शरीर में पानी का राशनिंग शुरू कर देता है, और लंबे समय तक पानी की कमी उम्र बढ़ने और विभिन्न बीमारियों का कारण बन सकती है। पानी की राशनिंग शरीर को आवश्यक, जीवन बनाए रखने वाली क्रियाओं के लिए पानी को सुरक्षित रखने की अनुमति देती है जिसे 'रोक' नहीं सकते। कोशिकाओं को अपने इष्टतम कार्य के लिए कुछ मात्रा में पानी की आवश्यकता होती है। राशनिंग के दौरान कोशिकाओं में पानी की मात्रा कम हो जाती है, और प्रत्येक कोशिका इष्टतम स्तर से नीचे कार्य करती है। इसके परिणामस्वरूप ऐसे लक्षण उत्पन्न होते हैं जिन्हें बीमारियों के रूप में गलत समझा जाता है। अस्थमा, गठिया, रक्त विकार, पाचन विकार (जिसमें एसिडिटी भी शामिल है), और कई पुरानी दर्द अक्सर लगातार निर्जलीकरण और पानी की कमी के संकेत होते हैं।

5

वेलनेस और आयनीकृत पानी

आयनीकृत जल और कैंसर उपचार

वेब्स्टर केहर द्वारा इंडिपेंडेंट कैंसर रिसर्च फाउंडेशन में की गई एक अध्ययन के अनुसार, क्षारीय जल में उच्च रेडॉक्स क्षमता होती है जो कैंसर के फैलाव को रोकने और कैंसरग्रस्त कोशिकाओं को मारने में मदद करती है। हालांकि, इस उपचार को कैंसर से लड़ने के लिए अकेले इस्तेमाल करने की सलाह नहीं दी जा सकती, लेकिन यह एक प्रभावी पूरक विधि के रूप में कार्य करता है।

आयनीकृत जल में एंटीऑक्सीडेंट गुण होते हैं जो मुक्त कणों को निष्क्रिय करते हैं, जिससे कैंसर कोशिकाओं के लिए अधिक ऑक्सीजन अणु उपलब्ध होते हैं। ये अणु या तो कैंसर की वृद्धि को धीमा कर देते हैं या पूरी तरह से कोशिकाओं को नष्ट कर देते हैं। आयनीकृत जल शरीर में एक क्षारीय वातावरण बनाता है, जो कैंसर कोशिकाओं के लिए अनुकूल नहीं होता। जब रक्त अत्यधिक अम्लीय हो जाता है, तो अतिरिक्त अम्लीय अणु शरीर में कहीं न कहीं जमा हो जाते हैं। समय के साथ, जहाँ ये अम्लीय अणु जमा होते हैं, वे क्षेत्र खराब होने लगते हैं और कोशिकाएँ मरने लगती हैं। आस-पास की कोशिकाएँ इस प्रक्रिया से बचने के लिए असामान्य हो जाती हैं, जिन्हें घातक कोशिकाएँ कहा जाता है। ये घातक कोशिकाएँ मस्तिष्क के आदेशों का पालन नहीं करतीं, और परिणामस्वरूप अनियंत्रित रूप से बढ़ने लगती हैं, जिससे कैंसर होता है। आधुनिक चिकित्सा इन कोशिकाओं का इलाज बैक्टीरिया या वायरस की तरह करती है, जिसमें कीमोथेरेपी, विकिरण या सर्जरी शामिल हैं। दुर्भाग्यवश, ये विधियाँ शरीर के अम्लीय वातावरण

को नियंत्रित करने के लिए कुछ नहीं करतीं। इसके विपरीत, एशिया के कई हिस्सों में कैंसर रोगियों को नियमित उपचार के हिस्से के रूप में क्षारीय या आयनीकृत जल दिया जाता है, ताकि शरीर के अम्लीय वातावरण को नियंत्रित किया जा सके।

क्षारीय जल पीने के अलावा, आप इसमें स्नान भी कर सकते हैं। यह पाचन तंत्र से गुजरे बिना शरीर में ऑक्सीजन की आपूर्ति को उत्तेजित करेगा। आपको बस अपने सामान्य स्नान जल में एक गैलन या उससे अधिक क्षारीय जल मिलाना है।

हमारे पानी में विषाक्त पदार्थ, कैंसर, रोग और आयोनाइज़्ड क्षारीय पानी

यदि आप पहले से ही कैंसर या किसी अन्य रोग से पीड़ित हैं, तो यह जानना और याद रखना महत्वपूर्ण है कि भले ही आप इसे ठीक कर लें, यह रोग तब तक वापस आने की संभावना है जब तक आप उस कारण को नहीं बदलते जिसने आपको पहली बार में उस बीमारी के प्रति संवेदनशील बनाया था। एक और महत्वपूर्ण बात याद रखने वाली यह है कि आयोनाइज़्ड क्षारीय पानी इलाज नहीं है, यह केवल परिवर्तन को बढ़ावा देने वाला एक माध्यम है - यह आपके कोशिकाओं को सुचारू रूप से, सर्वोत्तम तरीके से और अच्छे स्वास्थ्य को प्राप्त करने के लिए पुनः संचालित करता है। लेकिन अधिकांश बीमारियाँ रोकी जा सकती हैं।

आयोनाइज़्ड क्षारीय पानी पीने से आप अपने द्वारा खाए-पीए गए खाद्य पदार्थों और पेय पदार्थों में मौजूद एसिड को संतुलित कर सकते हैं। आपके शरीर में अधिक संतुलित पीएच बफर [और एंटीऑक्सिडेंट्स] होने से आप इष्टतम स्वास्थ्य बनाए रखने की अपनी संभावनाओं को बढ़ा सकते हैं। हर दिन, सैकड़ों हज़ारों लोग आयोनाइज़्ड क्षारीय पानी पी रहे हैं और अपने भविष्य को बदल रहे हैं। वे सैद्धांतिक रूप से बुढ़ापे की प्रक्रिया को धीमा कर रहे हैं, स्वस्थ वजन घटा रहे हैं, अपने शरीर को डिटॉक्सीफाई कर रहे हैं, बीमारियों के खिलाफ प्रतिरक्षा को बढ़ावा दे रहे हैं और शरीर की पोषक तत्वों, विटामिन और खनिजों को अवशोषित करने की क्षमता को बढ़ा रहे हैं।

कौन जानता है कि कितनी बीमारियाँ रोकी जा रही हैं? मुझे वास्तव में उस प्रश्न का उत्तर कभी नहीं पता चलेगा, लेकिन मैं यह जानता हूँ कि हर दिन मैं जो ऊर्जा और स्वास्थ्य महसूस करता हूँ [बिना किसी विफलता के] वह मुझे कुछ बता रहा है! जब से मैंने आयोनाइज़्ड पानी पीना शुरू किया है, मैं तथ्यात्मक रूप से स्वस्थ हूँ। मैं अब, **60 साल** से अधिक की उम्र में, **40 साल** की उम्र की तुलना में स्वस्थ हूँ!

एक और प्रमुख कारक जो अधिकांश स्वास्थ्य समस्याओं की जड़ के रूप में कार्य करता है और अक्सर अनदेखा किया जाता है वह है निर्जलीकरण। निर्जलीकरण के सामान्य प्रभावों में शामिल हैं: कम ऊर्जा, माइग्रेन, टाइप II मधुमेह, उच्च रक्तचाप, वजन बढ़ना, पीठ दर्द और आंतों की समस्याएं। मैं शर्त लगाता हूँ कि जब **99%** लोग सिरदर्द, पीठ दर्द या सीने में जलन महसूस करते हैं, तो उनके दिमाग में सबसे आखिरी बात यह होती है कि उन्हें पानी पीना चाहिए। हम अक्सर पानी को पसंद न करने, उसे हल्के में लेने या उसे पूरी तरह से नजरअंदाज करने के लिए प्रशिक्षित होते हैं। सकारात्मक रूप से चार्ज किया गया नल का पानी बहुत अधिक हाइड्रेटिंग नहीं होता है, और मुझे विश्वास है कि लोग इसे अंतर्ज्ञान से जानते हैं। आयोनाइज़्ड पानी स्पष्ट रूप से अलग है।

यह शक्तिशाली क्षारीय, एंटीऑक्सिडेंट पानी आपकी कोशिकाओं को श्रेष्ठ हाइड्रेशन प्रदान करता है। आयोनाइज़्ड क्षारीय पानी के फिल्टर [जल आयोनाइज़र] पानी के अणु समूहों का आकार कम कर देते हैं, जिसके परिणामस्वरूप प्रति ग्लास काफी बेहतर हाइड्रेशन होता है, जिसका मतलब है कि आपकी कोशिकाओं तक बहुत अधिक ऑक्सीजन पहुंच सकती है और वास्तव में इसका उपयोग किया जा सकता है। आयोनाइज़्ड पानी में मौजूद एंटीऑक्सिडेंट्स सबसे शक्तिशाली होते हैं।

आयोनाइज़्ड पानी और मधुमेह

आयोनाइज़्ड पानी को चिकित्सकीय रूप से निर्जलीकरण और निर्जलीकरण से जुड़े अन्य प्रकार के रोगों से उबरने में मानव शरीर की मदद करने के लिए जाना जाता है।

डायबिटीज टाइप 1 और टाइप 2:
आपको क्या जानने की आवश्यकता है?

डायबिटीज को दो प्रकारों में वर्गीकृत किया जा सकता है:

टाइप 1, जिसे "इंसुलिन-निर्भर" डायबिटीज कहा जाता है, यह बच्चों और युवाओं को प्रभावित करता है। इस प्रकार की डायबिटीज ज्यादातर युवाओं में होती है। इन व्यक्तियों के अग्न्याशय (पैनक्रियास) बहुत कम या बिल्कुल इंसुलिन का उत्पादन नहीं करते। वे जीवनभर इंसुलिन पर निर्भर रहते हैं।

दूसरा प्रकार है टाइप 2 डायबिटीज, जो वयस्कों में होती है। टाइप 2 डायबिटीज वंशानुगत हो सकती है या खराब आहार और अस्थिर शुगर लेवल के कारण उत्पन्न हो सकती है, जिससे पैनक्रियास पर जोर पड़ता है। यह अमेरिका में सबसे व्यापक रूप से फैला डायबिटीज का प्रकार है। हालांकि, इसे टाइप 1 की तुलना में अधिक आसानी से प्रबंधित और उपचारित किया जा सकता है।

आयनीकृत पानी की छोटी पानी की अणु संरचना कोशिकाओं को तेजी से हाइड्रेट करती है और विषाक्त पदार्थों तथा लैक्टिक एसिड को बाहर निकालती है। यह आयनीकृत कैल्शियम को पैनक्रियास तक पहुँचाता है।

कोरिया और जापान के डॉक्टरों ने केवल आयनीकृत पानी का उपयोग करके अपने मरीजों में इंसुलिन की आवश्यकता को कम या समाप्त कर दिया है। आयनीकृत पानी को स्वस्थ क्षारीय आहार और खाद्य पदार्थों के साथ मिलाकर, उन्होंने टाइप 2 डायबिटीज के मरीजों का सफलतापूर्वक उपचार किया है।

आयनीकृत पानी के उपयोग से शरीर के बेहतर प्रबंधन का कारण इसके पीएच स्तर से संबंधित है। पैनक्रियास इंसुलिन का स्राव करता है, जो उच्च क्षारीय होता है। इंसुलिन रक्त के पीएच को कम करने में मदद करता है। चूंकि आयनीकृत पानी में छोटे अणु होते हैं, इसलिए इसकी विषाक्त पदार्थों को निकालने की क्षमता अधिक होती है और यह बेहतर हाइड्रेशन प्रदान करता है। आयनीकृत कैल्शियम पैनक्रियास के लिए आसानी से उपयोगी होता है और इसके बेहतर कार्य के लिए आवश्यक होता है।

डायबिटीज के लिए इसका क्या मतलब है? क्षारीय आयनीकृत पानी, एक स्वस्थ आहार और नियमित व्यायाम के साथ, विभिन्न अध्ययनों में यह साबित हुआ है कि टाइप 2 डायबिटीज को बिना दवाओं के उलटा जा सकता है। कोरिया के एक अस्पताल में किए गए एक अध्ययन में, डायबिटीज से पीड़ित लोगों को दो समूहों में विभाजित किया गया। पहले समूह ने अपने सामान्य रूटीन के साथ इंसुलिन इंजेक्शन जारी रखे। दूसरे समूह ने, कड़ी निगरानी में, इंसुलिन इंजेक्शन लेना बंद कर दिया और केवल आयनीकृत क्षारीय पानी पीने लगे।

डॉ. वोन एच. किम, जो योन्सेई विश्वविद्यालय के मेडिकल स्कूल के प्रोफेसर हैं, अपनी पुस्तक "वॉटर ऑफ लाइफ" में इस अध्ययन के बारे में लिखते हैं, "एक महीने से भी कम समय में, क्षारीय पानी पीने वाले समूह का रक्त शर्करा स्तर आश्चर्यजनक रूप से घट गया, जबकि इंसुलिन लेने वाले समूह में दैनिक शर्करा स्तर में उतार-चढ़ाव होता रहा। वहीं, जो क्षारीय पानी पी रहे थे, उनका शर्करा स्तर काफी स्थिर रहा।"

आयनीकृत पानी शरीर से विषाक्त पदार्थों के संचय को हटा देता है, जिससे केटोन्स का निर्माण रुक जाता है। केटोन्स तब मूत्र के माध्यम से बाहर निकल जाते हैं, विशेष रूप से जब रक्त इन्हें संभालने में असमर्थ हो जाता है। यह स्थिति डायबिटीज से पीड़ित लोगों के लिए बहुत खतरनाक हो सकती है। इस स्थिति का लगातार होना अंततः कोमा की ओर ले जा सकता है।

शरीर में अस्थिर पीएच स्तर बहुत अस्वस्थ हो सकते हैं, क्योंकि यह शरीर की प्रणाली और अंगों के कामकाज को प्रभावित कर सकते हैं। कुछ अध्ययनों ने यह भी साबित किया है कि आयनीकृत पानी पीएच स्तर को स्थिर बनाए रखने में मदद कर सकता है। इसके अलावा, आयनीकृत पानी उन खाद्य पदार्थों से उत्पन्न होने वाले एसिड को भी पिघलाने में मदद करता है, जो लोग खाते हैं। मोटापे की प्रवृत्ति वाले आहार का पालन करने वाले लोगों को आयनीकृत पानी के सेवन की सिफारिश की जाती है ताकि उनकी सेहत में सुधार हो सके।

आयनीकृत पानी एक बहुत अच्छा एंटीऑक्सिडेंट है, जो एक पोषक तत्व या विटामिन के रूप में कार्य करता है जो आवश्यक इलेक्ट्रॉन्स प्रदान करता है, जो शरीर में रेडिकल्स को संतुलित करने का काम करता है। जब रेडिकल्स में इलेक्ट्रॉन्स वापस आते हैं, तो स्वास्थ्य और जीवनशक्ति फिर से बहाल हो जाती है।

आयनीकृत पानी को एक स्वस्थ आहार योजना, उचित व्यायाम और प्रभावी चिकित्सा देखभाल के साथ मिलाकर, कोई भी व्यक्ति इस बीमारी के विकसित होने की संभावना को कम कर सकता है। हालांकि, अगर किसी व्यक्ति को पहले से ही टाइप 2 डायबिटीज है, तो उनके वर्तमान स्वास्थ्य योजना में आयनीकृत पानी को शामिल करने से इस बीमारी के प्रभावों को उलटा किया जा सकता है और भविष्य में होने वाले स्वास्थ्य जोखिमों को समाप्त या कम किया जा सकता है।

यहाँ बताया गया है कि जल आयनाइज़र पेट और बड़ी आंत को कैसे लाभ पहुँचाते हैं:

क्षारीय आयनित जल पेट के लिए भी फायदेमंद है। कई लोग पेट को लेकर भ्रमित हो जाते हैं और सोचते हैं कि यह हमेशा अम्लीय रहना चाहता है। यह सच से बहुत दूर है। पेट को भोजन के समय अम्लीय होना ज़रूरी है, और अगर आप भोजन के समय अपने क्षारीय आयनित पानी में थोड़ा नींबू मिला लें, तो यह संतुलन को नहीं बिगाड़ेगा। मैं आमतौर पर भोजन के साथ पानी नहीं पीता, इसलिए भोजन के लिए यह मेरा समाधान है।

भोजन के बीच के समय में, पेट को क्षारीय रहना पसंद है। जो पानी हम भोजन के बीच में पीते हैं (जब तक कि वह थोड़ा क्षारीय हो) वह पेट की दीवारों से होते हुए हमारे शरीर में अवशोषित हो जाता है। वास्तव में, क्षारीय आयनित पानी पाचन को बेहतर बनाता है। आपकी आंतों की पूरी लंबाई में, जहाँ पाचन के महत्वपूर्ण चरण होते हैं, थोड़ा क्षारीय पानी होना अधिक स्वास्थ्यप्रद होता है। आंतों में अच्छे बैक्टीरिया को थोड़ा क्षारीय पानी पसंद होता है। इसलिए, भोजन के बीच में, आपको पूरे दिन क्षारीय आयनित पानी पीते रहना चाहिए।

आयनित पानी के लाभों में बेहतर पाचन, ऊर्जा, और समग्र स्वास्थ्य शामिल हैं। पानी में कोई कैलोरी नहीं होती, इसलिए यह पाचन को शुरू नहीं करता या पेट के अम्ल को कम नहीं करता। यह आपके शरीर में अवशोषित हो जाता है या कुछ ही मिनटों में सीधे आंतों में चला जाता है।

पेट किसी भी **pH**-स्तर के क्षारीय आयनित पानी को अनुकूल बना सकता है। यह हल्का क्षारीय होता है (जिसका मतलब है कि यह केवल एक बूंद **HCL** के साथ संतुलित हो सकता है) और पाचन को बिल्कुल भी बाधित नहीं करता है।

पेट:

पेट पाचन तंत्र का एकमात्र अंग है जिसे अपना काम करने के लिए कम अम्लीय **pH** स्तर की आवश्यकता होती है, और यह भोजन के आने पर खुद ही **HCL** (हाइड्रोक्लोरिक एसिड) इंजेक्ट करके इसे उत्पन्न करता है।

पेट, जब निष्क्रिय होता है, तो इसमें केवल थोड़ी सी अम्लता होती है, लेकिन जब पाचन को उत्तेजित किया जाता है तो गैस्ट्रिक एसिड, जिसमें मुख्यतः **HCL** होता है, मांग के अनुसार उत्पन्न होता है। **HCL** का **pH 1-1.5** होता है।

भोजन में उपस्थित जीवों को पेट के रसों की कम अम्लता द्वारा मार दिया जाता है। यह शरीर की प्रतिरक्षा प्रणाली का हिस्सा बनाता है।

अम्ल स्वयं भोजन को तोड़ता नहीं है, बल्कि कम **pH** वातावरण एंजाइमों को अपना काम करने और प्रोटीन की दीवारों को तोड़ने में मदद करता है।

क्या क्षारीय आयनित जल पेट में **HCL** के संतुलन को बिगाड़ता है?

नहीं। **HCL** एक मजबूत अम्ल है, जो पाचन के दौरान पेट में कम अम्लीय **pH** बनाता है, लेकिन जब तक आप सक्रिय रूप से खा नहीं रहे होते हैं, पेट में इसकी बहुत आवश्यकता नहीं होती।

पानी, स्वयं, **HCL** या पाचन को उत्पन्न नहीं करता, इसलिए यह बिना पाचन के तेजी से पेट से गुजर जाता है और पेट के समग्र **pH** संतुलन को नहीं बिगाड़ता।

छोटी आंत

आंतों में क्षारीय संतुलन बनाए रखना एक व्यक्ति के कोलन स्वास्थ्य और समग्र कल्याण में महत्वपूर्ण योगदान दे सकता है।

छोटी आंत भोजन से पोषक तत्वों के अवशोषण में महत्वपूर्ण भूमिका निभाती है। छोटी आंत का श्लैष्मिक झिल्ली लगभग **8.5 pH** होता है। आंतों के पूरे मार्ग में और अधिक एंजाइम जोड़े जाते हैं और अधिक भोजन अवशोषित होता है, जब तक कि पचे हुए भोजन (जिसे चाइम कहते हैं) बड़ी आंत तक पहुँचता है, तब तक **95%** पोषक तत्वों का अवशोषण हो जाना चाहिए। ये पोषक तत्व रक्त में जाते हैं, फिर छानने के लिए सीधे यकृत (लिवर) में जाते हैं, उसके बाद नियमित परिसंचरण तंत्र में प्रवेश करते हैं।

आयनीकृत जल छोटी आंत के लिए कई कारणों से बहुत लाभकारी है।

यह छोटी आंत को **8.5 pH** का स्वस्थ स्तर बनाए रखने में सहायता करता है, जिससे परजीवी, फंगस और अन्य अवांछनीय सूक्ष्मजीवों की वृद्धि को रोका जा सके। अनियंत्रित परजीवी अक्सर कुपोषण और वजन की समस्याओं का बड़ा कारण होते हैं।

सही **pH** एंजाइमों को भोजन को पचाने के लिए प्रेरित करता है, जो अब तक पूरी तरह से टूट नहीं पाया है।

आयनीकृत जल, जो जीआई (गैस्ट्रोइंटेस्टाइनल) मार्ग के इस बिंदु पर अवशोषित हो जाता है, आपके लिए कई तरीकों से फायदेमंद है। एंटीऑक्सीडेंट यकृत में जाकर उसे डिटॉक्सिफाई करने में मदद करते हैं, और फिर शरीर की बाकी कोशिकाओं में भी यही काम करते हैं। साथ ही, माइक्रो-क्लस्टर्ड पानी शरीर में पानी के बेहतर अवशोषण को सक्षम करेगा, जिससे शरीर को अच्छी

तरह से हाइड्रेटेड रखने में मदद मिलेगी। इससे बड़ी आंत पर पानी के लिए कम दबाव पड़ेगा, और मल को नरम रखने और कोलन से जल्दी बाहर निकालने में मदद मिलेगी।

बड़ी आंत

बड़ी आंत का मुख्य काम शरीर में पानी का अवशोषण, विटामिन बी और के का उत्पादन, कुछ और पोषक तत्वों का अवशोषण, और अंत में - अपशिष्ट को तेजी से बाहर निकालना है।

बड़ी आंत में एक अच्छा, स्वस्थ, क्षारीय **pH** स्तर हानिकारक बैक्टीरिया की वृद्धि को रोकने और अच्छे बैक्टीरिया (आंतों के फ्लोरा) के उचित संतुलन को बनाए रखने में मदद करता है।

ध्यान दें: आहार में पानी या तेल की कमी या आंतों के फ्लोरा (अच्छे बैक्टीरिया) की कमी के कारण मल सख्त, चिपचिपा और बड़ी आंत की दीवारों में फंसा हो सकता है।

यदि हमारा शरीर ठीक से अपशिष्ट को बाहर नहीं निकालता है, तो हमारी आंतों से विषाक्त पदार्थ फिर से अवशोषित हो जाते हैं। क्षारीय आयनीकृत जल कोलन के माध्यम से अच्छे निष्कासन को बढ़ावा देने में मदद करता है।

डॉ. शिन्या, जो कि कोलोनोस्कोपी के आविष्कारक हैं, ने जीआई (गैस्ट्रोइंटेस्टाइनल) ट्रैक्ट को स्वस्थ रखने के कई अच्छे सुझाव सीखे हैं। पर्याप्त मात्रा में अच्छे पानी का सेवन करने के अलावा, डॉ. शिन्या हमें सलाह देते हैं कि हम अपने कोलन और जीआई ट्रैक्ट स्वास्थ्य के लिए अच्छे खाने की आदतें विकसित करें। वे दैनिक व्यायाम, विश्राम/नींद, और तनाव प्रबंधन को भी बढ़ावा देते हैं।

डॉ. शिन्या की वेबसाइट से "अच्छी भोजन आदतें" के सुझाव:

अच्छी भोजन आदतें: **90%** फल और सब्जियाँ, और **10%** प्रोटीन। डॉ. शिन्या के अच्छे भोजन के सुझाव हैं:

- बिना शुद्ध किए अनाज या अनाज खाएं।
- अधिक सब्जियाँ खाएं। समुद्री भोजन अधिक और मांस कम खाएं।
- कच्चा खाना खाएं।
- ऑक्सीडाइज्ड खाद्य पदार्थ न खाएं। [जैसे, अत्यधिक पकाया हुआ, हाइड्रोजेनेटेड या सड़ा हुआ]।
- किण्वित भोजन खाएं।
- दूध और दूध से बने उत्पादों से परहेज़ करें।
- विटामिन और खनिज लें।
- आप जो भोजन खाते हैं उसमें अनुशासन रखें।

पाचन सुधारने के लिए और क्या कर सकते हैं?

आयोनाइज्ड पानी पिएं: क्षारीय आयोनाइज्ड पानी पीना जीआई पथ में स्वस्थ, आवश्यक रूप से थोड़ा क्षारीय, पीएच संतुलन बनाए रखने में मदद करेगा।

भोजन सही ढंग से मिलाएं। चीनी वाले भोजन, परिष्कृत कार्बोहाइड्रेट या परिष्कृत स्टार्च को भोजन के साथ मिलाने से बचें।

जंक फूड से बचें। यह आपको खाली कैलोरी देता है, पाचन तंत्र पर दबाव डालता है, जिगर और अन्य पाचन अंगों को विषाक्त करता है, पाचन को धीमा करता है, और कुपोषण और मोटापे में योगदान कर सकता है।

असंतृप्त वसा (सैलड के लिए कोल्ड-प्रेस्ड तेल और खाना पकाने के लिए जैतून का तेल) खाएं, ट्रांस फैट और संतृप्त वसा से बचें। अच्छे वसा आपको जल्दी ऊर्जा प्रदान करते हैं और सामान्य रूप से भूख कम करने में मदद करते हैं।

ज़रूरत से ज़्यादा न खाएं। इससे इंसुलिन ट्रिगर होता है, जो शरीर के शुगर/ऊर्जा संतुलन में हस्तक्षेप करता है और आपको बाद में अधिक थका हुआ (और भूखा) महसूस कराता है।

तनाव खराब पाचन और अत्यधिक अम्लीय शरीर की ओर ले जा सकता है। इसलिए, यह सुझाव दिया जाता है कि आप स्वस्थ, सचेत जीवनशैली अपनाएं। तनाव-मुक्त होने का मतलब "क्रियाहीन" या आलसी जीवन नहीं है। बल्कि इसके विपरीत, जितना अधिक उत्पादक और उद्देश्यपूर्ण व्यक्ति होता है, वह आम तौर पर उतना ही कम तनाव अनुभव करता है।

अपने शरीर को बार-बार हिलाएं और समय-समय पर परिश्रम करें, ताकि मांसपेशियां टोंड रहें, कैलोरी का उपयोग हो, परिसंचरण बेहतर हो और पाचन सुधरे।

अगर ज़रूरत हो तो वजन कम करें। अधिक वजन वाले लोग अधिक कैलोरी की मांग करते हैं, ज्यादा भूख लगती है और इस कारण वे अधिक खाते हैं। जितना अधिक आप खाते हैं, आपके पाचन तंत्र के लिए सही ढंग से काम करना उतना ही मुश्किल हो जाता है।

आयोनाइज्ड पानी और खेल प्रदर्शन

प्रतिस्पर्धी, उच्च श्रेणी के एथलीट और खेल प्रशिक्षक जानते हैं कि पीएच में मामूली बदलाव समग्र स्वास्थ्य, कल्याण की भावना, थकान के स्तर, दर्द, वजन, प्रशिक्षण की क्षमता और एथलेटिक प्रदर्शन पर गहरा प्रभाव डाल सकते हैं। जब हम व्यायाम करते हैं, तो ऊर्जा के लिए मांसपेशियों के ग्लाइकोजन का बढ़ा हुआ उपयोग लैक्टिक एसिड, पायरुविक एसिड, और **CO_2** का उत्पादन करता है, जो मांसपेशियों के पीएच को कम करता है। जितनी अधिक मेहनत से आप व्यायाम करते हैं, आपकी मांसपेशियां उतनी ही जल्दी अम्लीय हो जाती हैं, जिससे थकान होती है। अम्लता का संचय **ATP** (ऊर्जा अणु) के उत्पादन को भी सीमित करता है और ऊर्जा उत्पन्न करने वाले एंजाइम गतिविधि को बाधित करता है। जब मांसपेशियों का पीएच **6.5** से नीचे गिरता है, तो यह काम करना बंद कर देती है।

अम्लता सीधे मांसपेशियों की शक्ति को कम करती है, जिससे मांसपेशियों के रेशों की संकुचन क्रिया बाधित होती है। शरीर जब भोजन का चयापचय करता है, तो अम्लीय अपशिष्ट उत्पन्न होता है जिसे फेफड़ों, गुर्दों (मूत्र) और

त्वचा के माध्यम से निकालना या बेअसर करना पड़ता है। एथलीट, कोच और पारंपरिक और समग्र चिकित्सा के प्रैक्टिशनर इस क्षेत्र पर अधिक ध्यान दे रहे हैं।

पुनर्संरचित आयोनाइज्ड पानी का उपयोग विश्व स्तरीय एथलीटों में प्रतिस्पर्धात्मकता और समग्र प्रदर्शन को बढ़ाने के लिए साबित हो रहा है।

एक आहार जो क्षारीयता का समर्थन करता है, खेल पोषण विशेषज्ञों द्वारा भी अनुशंसित है। पुनर्संरचित आयोनाइज्ड पानी का सेवन व्यायाम करने वाली मांसपेशियों में अम्लता के संचय को कम करेगा, जिससे वर्कआउट की तीव्रता और रिकवरी समय में सुधार होगा।

इलेक्ट्रोलिसिस द्वारा बनाए गए क्षारीय पानी के लाभ केवल शरीर के कोशिकाओं और ऊतकों के पीएच को धीरे-धीरे बढ़ाने और अम्लों को बेअसर करने की क्षमता से कहीं अधिक हैं। क्योंकि क्षारीय पानी ने इलेक्ट्रोलिसिस के माध्यम से काफी संख्या में मुक्त इलेक्ट्रॉनों को प्राप्त किया है, यह शरीर में सक्रिय मुक्त कणों को ये इलेक्ट्रॉन दान कर सकता है, जिससे यह एक सुपर एंटीऑक्सिडेंट बन जाता है। अपने अतिरिक्त मुक्त इलेक्ट्रॉनों को दान करके, क्षारीय पानी मुक्त ऑक्सीजन कणों द्वारा सामान्य ऊतकों के ऑक्सीकरण को रोकने में सक्षम होता है।

इलेक्ट्रोलिसिस का एक और महत्वपूर्ण लाभ यह है कि क्षारीय पानी के क्लस्टर का आकार नल के पानी के क्लस्टर आकार से लगभग 50 प्रतिशत कम हो जाता है। इससे आयोनाइज्ड क्षारीय पानी शरीर द्वारा अधिक आसानी से अवशोषित हो जाता है, जिससे पानी की हाइड्रेटिंग क्षमता, इसके नकारात्मक आयनों को ले जाने की क्षमता और इसकी क्षारीय प्रभाव को शरीर के सभी कोशिकाओं और ऊतकों तक पहुंचाने की क्षमता बढ़ जाती है।

अधिकांश लोग, जिनमें अधिकांश एथलीट भी शामिल हैं, पर्याप्त क्षारीय खनिज युक्त खाद्य पदार्थ - जैसे कि नट्स, फल, और सब्जियाँ - का सेवन नहीं करते हैं। इसके बजाय, उनके आहार में मांस, मछली, मुर्गी, अंडे और डेयरी जैसे अम्लीय भोजन अधिक मात्रा में होते हैं। इस आहार असंतुलन के

कारण, वे बढ़ी हुई अम्लता के जोखिम में हो सकते हैं जो समग्र स्वास्थ्य और खेल प्रदर्शन को प्रभावित कर सकती है। उचित हाइड्रेशन भी व्यायाम की थकान को रोकने में एक महत्वपूर्ण कारक है, इसलिए व्यायाम से पहले, दौरान और बाद में पुनर्संरचित आयोनाइज्ड पानी का सेवन मदद कर सकता है।

आयनित पानी और आपकी जीवनशैली

हमारी डाइट बहुत तेजी से बदल गई है। औसत व्यक्ति की डाइट में मांस, पोल्ट्री, डेयरी उत्पाद, कुछ फल, मेवे, परिष्कृत चीनी, कॉर्न स्वीटनर, कृत्रिम स्वीटनर, चॉकलेट, परिष्कृत आटा उत्पाद, सॉफ्ट ड्रिंक, बीयर, वाइन, कॉफी और काले चाय जैसे अम्ल-निर्माण खाद्य पदार्थों की प्रचुरता होती है।

साधारण और डाइट सोडा शायद सबसे अधिक अम्लीय खाद्य पदार्थ हैं, जिनका pH 2.5 होता है। अधिकांश लोगों के पास पर्याप्त क्षारीय बफर रिजर्व नहीं होते हैं जो अम्लीय कचरे को संतुलित या तटस्थ कर सकें, जो कि स्टैंडर्ड अमेरिकन डाइट (SAD) से उत्पन्न होता है, जो इन खाद्य पदार्थों से मुख्य रूप से बना होता है। कम अम्ल-निर्माण वाले खाद्य पदार्थों में सब्जियाँ, स्टार्च, गैर-ग्लूटन अनाज, दालें, समुद्री भोजन, अंडे और कुछ फल शामिल हैं।

विशेषज्ञ सलाह देते हैं कि 80% डाइट ताजे, जैविक फल और सब्जियाँ होनी चाहिए, यदि संभव हो तो कच्चे। भिगोए हुए बादाम भी एक अच्छा क्षारीय खाद्य पदार्थ हैं, और ऐस्पैरेगस सबसे अधिक क्षारीय-निर्माण वाली सब्जियों में से एक है। यदि आप मांस खाते हैं, तो सुनिश्चित करें कि यह आपके खाद्य सेवन के 20% में फिट हो, जो अम्ल-निर्माण वाले खाद्य पदार्थों के लिए आरक्षित है। जैविक, रेंज फेड पोल्ट्री, लाल मांस, या स्वच्छ, पारा-मुक्त मछली की सर्विंग्स को 3 औंस से अधिक न करें। डेयरी और वसायुक्त मांस से बचें, ग्लूटन अनाज का सेवन सीमित करें और सोडा, स्पोर्ट्स ड्रिंक, कॉफी, चाय, बीयर, वाइन या शराब जैसे अम्लीय ड्रिंक से बचें। और भरपूर मात्रा में पुनर्निर्मित आयनित पानी पिएं!

अम्ल संचय और तनाव

अम्ल तीन स्रोतों से आता है - भोजन, प्रदूषण, और तनाव। इनमें से तनाव सबसे बड़ा समस्या है। एक लड़ाई या उड़ान के उत्तेजना के प्रति प्रतिक्रिया में उत्पन्न एड्रेनालिन की एक लहर क्षारीय डाइट के लाभों को नकार सकती है। इसलिए, तनाव प्रबंधन के साथ-साथ डाइट प्रबंधन भी एक क्षारीय शरीर को बनाए रखने के लिए आवश्यक है। सोचिए। हम एक सप्ताह में **40 से 50** घंटे काम करते हैं, लगातार "लड़ाई या उड़ान" उत्तेजनाओं का सामना करते हैं, बिना खुद को शांत करने के लिए कोई ब्रेक लिए। हम त्वरित ऊर्जा के लिए फास्ट फूड और कॉफी का सेवन करते हैं, ताकि काम के दिन को आसानी से पार कर सकें। फिर हम घर आते हैं जहाँ परिवार का तनाव, घरेलू कामकाज और वित्तीय दायित्व होते हैं जो हम पूरा नहीं कर पाते। हम वास्तव में कभी आराम नहीं करते और अपने शरीर को उस अम्ल को तटस्थ करने का मौका नहीं देते जो हमने तनाव और बहुत अधिक अम्लीय खाद्य पदार्थों के सेवन से उत्पन्न किया है। इसके बजाय, हम बीयर, वाइन या शराब का एक गिलास, सोडा, मीठे जूस या स्पोर्ट्स ड्रिंक, और अम्ल-निर्माण वाले स्नैक्स का सेवन करते हैं, जिससे हमारे अम्लीय अधिभार में वृद्धि होती है।

अम्ल समय के साथ हमारे शरीर में जमा हो जाता है। हमारे **20s** और **30s** में हम शायद ज्यादा ध्यान नहीं देते, लेकिन **40s** और **50s** में हम अम्लीय असंतुलन के लक्षण दिखाना शुरू कर देते हैं - पाचन समस्याएँ, सिरदर्द, मोटापा, हड्डियों में दर्द, निष्कासन समस्याएँ, मांसपेशियों की तनाव और दर्द, हृदय समस्याएँ, उच्च रक्तचाप, मधुमेह, गठिया और अधिक।

पकाए गए खाद्य पदार्थों में इलेक्ट्रॉनों की कमी होती है, एक सकारात्मक **ORP** और सकारात्मक आयनों की प्रचुरता होती है। ये सूखे और निर्जलीकरण करते हैं। ये शरीर को अम्लीय बनाते हैं और विषाक्त पदार्थ जोड़ते हैं। ये सभी गुण बीमारियों की ओर ले जाते हैं और इसलिए ये हमारे शरीर में डालने के लिए बिल्कुल विपरीत होते हैं। आयनित पानी उन गुणों की नकल करता है जो

हमें स्वास्थ्य प्रदान करते हैं। आयनित पानी में कच्चे खाद्य पदार्थों की तरह निम्नलिखित गुण होते हैं:

- फ्री इलेक्ट्रॉनों की प्रचुरता
- क्षारीय **pH**
- नकारात्मक **ORP** - एंटीऑक्सीडेंट गुण
- हाइड्रेटिंग और डिटॉक्सिफाइंग प्रभाव

6

विभिन्न जल उपयोगों को समझना

विशिष्ट **pH** स्तर वाले आयनित पानी का उपयोग आपके शारीरिक, फिजियोलॉजिकल और भावनात्मक स्वास्थ्य से संबंधित विभिन्न समस्याओं को हल करने के लिए किया जा सकता है।

11.5 पानी - मजबूत क्षारीय:

मजबूत क्षारीय पानी का ऑक्सीकरण पुनरावर्तन संभावन (**ORP**) -700 mV से -850 mV तक होता है। यह मुक्त कणों से लड़ने में अत्यधिक प्रभावी है और सूजन को काफी कम कर सकता है। जो लोग आर्थराइटिस या संबंधित सूजन वाली स्थितियों से पीड़ित हैं, उन्हें मजबूत क्षारीय पानी से संपीड़न करना चाहिए।

एक और छोटी, लेकिन महत्वपूर्ण बात, मजबूत क्षारीय पानी मुंहासों, एक्जिमा और सोरायसिस से लड़ने में भी मदद कर सकता है। जहां प्रकोप दर्दनाक और जलन वाले होते हैं, वहां मैं एक त्वरित स्प्रे की सिफारिश करता हूँ ताकि किसी भी बैक्टीरिया को न्यूट्रलाइज किया जा सके। इसे 5-15 मिनट के लिए छोड़ दें; फिर ब्यूटी वाटर का उपयोग करें। मैंने देखा है कि बड़े पिंपल्स को मजबूत क्षारीय पानी से थपथपाने पर कुछ घंटों के भीतर पूरी तरह से गायब हो जाते हैं। सनबर्न वाले क्षेत्रों को मजबूत क्षारीय पानी में भिगोए हुए कपड़े में लपेटें और 15-20 मिनट के लिए छोड़ दें। ब्यूटी वाटर के साथ पालन करें और सूखने दें।

मजबूत क्षारीय पानी को सबसे अच्छा अंधेरे बोतल में रेफ्रिजरेटर में रखा जाता है।

- **अच्छी नींद:** सोने से पहले 1/2-1 औंस 11.5 पानी पीने से मेलाटोनिन रिलीज़ करने में मदद मिलती है।

- **आंख धोना**: आंखों को धोने के लिए एक आंख कप का उपयोग करें। आंख कप को पैकेजिंग से हटाने के बाद, इसे **1-2** मिनट के लिए मजबूत एसिड पानी (**pH 2.5**) में भिगोएं ताकि यह साफ और कीटाणुरहित हो जाए। आंख कप को अच्छी तरह से मजबूत क्षारीय पानी (**pH 11.5**) से धोएं। कप को पैकेज दिशानिर्देशों के अनुसार भरें, मजबूत क्षारीय पानी (**pH 11.5**) से भरें। कप को एक आंख के चारों ओर मजबूती से रखें, अपनी आंख को खुला रखें, सिर को पीछे झुकाएं और धीरे-धीरे अपनी आंख को ऊपर, नीचे और साइड से देखने की कोशिश करें। इसे लगभग **1** मिनट के लिए जारी रखें। अब जब आप एक आंख को पूरा कर चुके हैं, तो पानी को फेंक दें। अपनी दूसरी आंख के लिए चरणों को दोहराएं। स्वस्थ आंखों को बनाए रखने के लिए, इस प्रोटोकॉल का पालन **1-3** बार प्रति सप्ताह करें। किसी भी आंख की स्थिति में सुधार के लिए, इस प्रोटोकॉल का पालन दिन में कम से कम **2** बार और **10** बार तक करें।
- **आंखों में ग्रीस**: आंखों को शांत और ठीक करने के लिए आवश्यकतानुसार 11.5 स्प्रे करें।
- **आंखों का मेकअप रिमूवर**: आंखों पर स्प्रे करें ताकि मेकअप घुल जाए और हट जाए।
- **पफी आंखें**: पफीनेस को कम करने के लिए आंखों पर स्प्रे करें, एक छोटा स्प्रे बॉटल अच्छा काम करता है या **11.5 pH** में गॉज़ पैड को भिगोकर आंखों पर **10-15** मिनट के लिए रखें, हवा में सूखने दें और चेहरे पर ब्यूटी वाटर स्प्रे करें।
- **गर्म बाथ सोखना**: टब भरने के अंत में **11.5** का एक गैलन जोड़ें। यह एप्सम सॉल्ट या किसी अन्य उपचार की जगह लेता है।
- **एलर्जी, जुकाम, खर्राटे**: जब साइनस प्लग्ड हों तो नासिका धोने के रूप में उपयोग करें। नासिका मार्गों की सूजन में कमी के कारण, यह तकनीक खर्राटों को भी कम कर सकती है।

- **कीट स्प्रे रिपेलेंट, सनबर्न दर्द, कीट के काटने, सूजन:** प्रभावित क्षेत्र पर **30** मिनट के लिए दिन में दो बार **11.5 pH** आयनित पानी के साथ स्प्रे या भिगोए हुए तौलिए को डब करें।

- **हार्टबर्न, अपच, खाद्य विषाक्तता, पेट की फ्लू:** ताजे **11.5** आयनित पानी का ¼ कप पीएं, तुरंत **25** औंस **9.5** के साथ पालन करें और **45** मिनट तक कुछ न खाएं या पिएं। केवल आवश्यकता होने पर अगले दिन दोहराएं।

- **आर्थराइटिस, गाउट, मांसपेशियों का दर्द, ऊतक की चोटें:** उच्च क्षारीयता एसिड को बाहर खींचती है, आप सूजन, चोट और दर्द से संबंधित एसिड को "निकालने" के लिए **11.5** का उपयोग कर सकते हैं।

- **हैंगओवर और माइग्रेन:** जब आपको हैंगओवर हो या माइग्रेन का एहसास हो, तो कई ग्लास **11.5 pH** आयनित पानी पिएं।

- **कीमोथेरेपी:** कीमोथेरेपी के दौरान आयनित पानी पीने से साइड इफेक्ट्स को कम किया जा सकता है और मेटाबॉलिक एसिडोसिस को उलट सकता है। एंटीऑक्सीडेंट्स कीमोथेरेपी के किसी भी बिंदु पर अच्छे होते हैं। कीमोथेरेपी बर्न्स को ठीक करने के लिए **11.5** आयनित पानी को त्वचा पर दिन में दो बार लगाएं।

- **स्ट्रोक:** अगर आपको स्ट्रोक आने का एहसास हो, तो जितना हो सके **11.5** आयनित पानी पीएं ताकि आपके शरीर को स्ट्रोक के कारण एसिडोसिस से लड़ने के लिए पर्याप्त क्षारीयता मिल सके।

- **फल और सब्जियाँ:** फलों और सब्जियों को **11.5** आयनित पानी में **5** मिनट के लिए भिगोएं ताकि कीटनाशकों को साफ किया जा सके।

- **बर्फ के टुकड़े:** एसिडिक पेय को संतुलित करने के लिए।

- **चावल, बीन्स और दाल: 5** से **10** मिनट के लिए भिगोएं और कम प्रवाह वाले **9.5 pH** आयनित पानी से अच्छी तरह से धोएं।

- **मांस:** मांस को **5** से **10** मिनट के लिए आयनित पानी में भिगोएं ताकि इसे साफ और नरम किया जा सके।

- **लॉन्ड्री साबुन**: प्रत्येक लोड में **1** से **2** क्वार्ट का उपयोग करें। यह तैलीय गंध वाले जैसे फास्ट-फूड रेस्टोरेंट वर्क कपड़ों के लिए खूबसूरती से काम करता है।

- **कपड़ों, गद्दों और कालीनों पर जिद्दी दाग**: किसी भी प्रकार की सफाई के लिए डीग्रीज़र के रूप में उपयोग करें। तेल के दाग को साफ करने के लिए क्षेत्र को आयनित पानी में भिगोएं और **10** से **20** मिनट के लिए छोड़ दें। फिर, कालीनों से ब्लॉट करें और दाग धोएं।

- **ओवन, बंद सिंक और टब की सफाई**: नियमित रासायनिक क्लीनर की जगह आयनित पानी और एक स्क्रैच पैड का उपयोग करें।

- **चांदी को चमकाना**: चांदी की ज्वेलरी और चांदी के बर्तन को भिगोकर और पॉलिश करके खोई हुई चमक को बहाल करें।

- **पेंट थिनर**: तेल आधारित पेंट्स का उपयोग करने के बाद सफाई के लिए उपयोग करें।

- **गम और चिपचिपे दाग हटाना**: चिकनाई, चिपचिपापन, गमी समस्याओं को हटाता है।

2.5 पानी - मजबूत अम्ल:

मजबूत अम्लीय पानी एक अत्यंत प्रभावी एंटी-माइक्रोबियल है। इसका ऑक्सीडेशन रिडक्शन पोटेंशियल (ORP) +1100 mV से अधिक है। यह नाखून के फंगस, एथलीट के पैर और अन्य माइक्रोबियल संक्रमणों के इलाज के लिए एक बेहतरीन उपाय है। यह एक प्रभावी माउथवाश के रूप में भी काम करता है और शानदार मौखिक स्वच्छता बनाए रखने में मदद करता है (गार्गल करने के बाद अपने मुँह को तटस्थ पानी से धोना सुनिश्चित करें)। इसका उपयोग छोटे कट और खरोंच को साफ करने के लिए संक्रमण को रोकने में किया जा सकता है। यह रक्तस्राव को रोकने और दर्द को नियंत्रित करने में भी मदद करता है। अपने स्नान के पानी में टोनिंग प्रभाव जोड़ने के लिए, बस एक या दो क्वार्ट्स मजबूत अम्लीय पानी डालें।

इस पानी का व्यापक रूप से अस्पतालों और रेस्तरां में संक्रमण के फैलाव को कम करने के लिए उपयोग किया जाता है। इसका उपयोग चिकित्सा उपकरणों और औजारों को कीटाणु-मुक्त करने के लिए किया जाता है। इसका उपयोग सब्जियों और फलों को धोने के लिए, बैक्टीरिया और सूक्ष्मजीवों से छुटकारा पाने के लिए, और काटने वाली बोर्डों और काउंटरटॉप्स को स्टेरिलाइज करने के लिए भी किया जाता है।

- **एंटी-माइक्रोबियल**: सभी फलों, सब्जियों और मांस को प्री-रिन्स करें और 11.5 pH आयनित पानी में भिगोने से पहले एक मिनट तक छोड़ दें। यह सभी सूक्ष्मजीवों और संक्रमणों को मार देगा। कीटाणुनाशक: किसी भी चीज़ को कीटाणु-मुक्त करने के लिए उपयोग करें।
- **एंटीबैक्टीरियल साबुन**: एंटी-बैक्टीरियल साबुन की जगह उपयोग करें।
- **हार्ड पानी के धब्बे और जंग**: क्रोम पर हार्ड पानी के धब्बे और धातु पर जंग को साफ करें।
- **फेशियल लिफ्टिंग और टाइटनिंग**: चेहरे और गर्दन (आंखों को छोड़कर) पर स्प्रे करें और त्वचा को ऊपर की दिशा में मालिश करें जब तक यह सूख न जाए। त्वचा को टोन करने के लिए ब्यूटी वाटर से समाप्त करें।
- **ब्रश और गरगिल**: पीरियोडॉंटल बीमारी और थ्रश को हल करें, मजबूत अम्लीय पानी से अपने दांतों को रूट कैनाल्स से बचाएं। एक मिनट इंतजार करें और फिर 9.5 पानी से 30 सेकंड के लिए कुल्ला करें ताकि प्राकृतिक pH बहाल हो सके।
- **उल्टी**: उल्टी रोकने और मतली को रोकने के लिए 2 से 3 चम्मच 2.5 पानी पीएं।
- **खुले घाव**: खुले घाव, जलने और संक्रमणों को साफ और कीटाणु-मुक्त करता है। घावों को रक्तस्राव से रोकता है और कैंडिडा, बैक्टीरिया और रोगजनकों को मारता है। कट और खरोंच पर उपयोग करें ताकि रक्तस्राव को रोकने में मदद मिल सके। दिन में दो बार साफ करें जब तक ठीक न हो जाए। किसी अन्य मरहम का उपयोग न करें क्योंकि वे क्षेत्र को गीला और चिपचिपा रखकर सूक्ष्मजीवों को आकर्षित करते हैं।

- **संक्रमित साइनस**: नथुनों में दिन में दो बार 2 दिनों के लिए स्प्रे करें। 2 मिनट प्रतीक्षा करें, फिर 11.5 से फ्लश करें।

- **नाखून के फंगस**: दिन में दो बार स्प्रे करें या 2.5 आयनित पानी में भिगोएं।

- **पिंक आई**: संक्रमित आंख में दिन भर कई बार इस पानी का स्प्रे करें और संक्रमण ठीक हो जाएगा।

- **गले में खराश, स्ट्रेप गले और खाँसी**: दिन में 3-4 बार गरगिल करें या स्प्रे बोतल में डालकर गले में स्प्रे करें।

- **पॉइज़न आइवी**: संक्रमित क्षेत्र पर जितनी बार आवश्यक हो स्प्रे करें। यह खुजली को शांत करेगा और पॉइज़न आइवी को जल्दी सूखा देगा। बुखार के छाले और

- **कैंसर के घाव**: छाले और सूखने के लिए स्प्रे या गरगिल करें।

- **मोल्स और वर्ट्स**: यदि आप अपनी त्वचा पर कुछ असामान्य देखते हैं तो आप एक बैंड एड पर 2.5 आयनित पानी से भिगोई हुई गैज पैड को प्रभावित क्षेत्र पर लागू कर सकते हैं। ड्रेसिंग को दिन में कम से कम एक बार बदलें। अक्सर इस प्रक्रिया में परिणाम देखने में 30-60 दिन लगते हैं।

डॉ. अजय शर्मा द्वारा अध्ययन

B.Sc. (कृषि); M.Sc. (वनस्पति विज्ञान), P.G. डिप्लोमा इकोलॉजी और पर्यावरण, Ph.D. (प्लांट साइंसेज) ऑस्ट्रेलिया से अनोलाइट के बारे में परिचयात्मक नोट अनोलाइट वह पानी है जिसका अम्लीय pH (अनायन) इलेक्ट्रोलाइसिस (आयनों का आदान-प्रदान) के दौरान तैयार किया जाता है। इलेक्ट्रोलाइसिस सामान्य नमक की छोटी मात्रा की उपस्थिति में की जाती है। एनोड पर एकत्रित पानी को अनोलाइट या इलेक्ट्रोलाइज्ड ऑक्सीकरण पानी (EOW) कहा जाता है और इसका सकारात्मक ORP (ORP 400 mV से अधिक बैक्टीरिया, फंगस और वायरस को मारता है) होता है।

अनोलाइट मुख्यतः एक कीटाणुनाशक है जो फलों, खाद्य पदार्थों, मांस, ब्रेड, मिठाइयों, फसलों, मानव शरीर, पानी को कई दिनों तक सड़न से रोक सकता है।

अनोलाइट की गुणधर्म **pH** और **ORP** के साथ बदलती है। कम **pH** और उच्च **ORP** कीटाणु-मुक्त करने की क्षमता को बढ़ाते हैं।

अनोलाइट विश्व का सबसे अच्छा सैनिटाइज़र है - ऐसा तरल जो बैक्टीरिया, फंगस को मारता है और वायरस को रोकता है। यह किसी भी माध्यम (पानी, दूध, जूस, हवा) और किसी भी सतह (शेल्व्स, शोकेस, फ्रीज़र, स्टोर्स, नल, रसोई, फल, सब्जियाँ, मांस, मुर्गी, घरेलू जानवर, मानव शरीर, पानी की टंकियाँ, जल आपूर्ति पाइप, कार के अंदरूनी हिस्से, अस्पताल **OPD** क्षेत्र, ऑपरेशन थियेटर्स) से बैक्टीरिया और फंगस को मारता है। व्यावहारिक रूप से, यह किसी भी सतह, शरीर, और माध्यम से बैक्टीरिया और फंगस को मारता है। इसके उपयोग अनगिनत हैं।

अनोलाइट के प्रमुख उपयोग

- घर (घरेलू क्षेत्र) / स्कूल / मध्याहन भोजन रसोई
- पीने के पानी की कीटाणु-मुक्ति; विशेषकर उन क्षेत्रों में जहां भूजल का उपयोग होता है और सेप्टिक टैंक होते हैं
- सलाद, हरी पत्तियाँ, सब्जियाँ, फलों की कीटाणु-मुक्ति और उनके शेल्फ जीवन की बढ़ोतरी
- रेफ्रिजरेटर्स, रसोई की अलमारी, बर्तन और कुकिंग प्लेट्स की कीटाणु-मुक्ति
- अचार, चटनियाँ, मछली, मांस की शेल्फ लाइफ में सुधार
- छोटे बच्चों (डायपर का उपयोग करने वाले) की कीटाणु-मुक्ति - त्वचा देखभाल
- उन कमरों की कीटाणु-मुक्ति जहां रोगी रहते हैं, विशेषकर जिनको अस्थमा या संक्रमण होता है

- घावों की कीटाणु-मुक्ति, विशेषकर पालतू जानवरों, बच्चों, और चीनी रोगियों के घाव

पर्यावरण के लिए सुरक्षित

- प्रणाली में केवल पानी, नमक और बिजली के तत्वों को पेश किया जाता है, जो सभी सुरक्षित और पर्यावरण के अनुकूल हैं
- कोई निपटान की सावधानियाँ नहीं
- पानी के उपयोग को कम करने का अवसर प्रदान करता है
- अपशिष्ट जल की मात्रा को कम करता है
- सूक्ष्मजीवों के लिए कोई अनुकूल प्रतिरोध का मौका नहीं
- पर्यावरण पर कोई प्रभाव नहीं
- पूरी तरह से बायोडिग्रेडेबल
- सुरक्षित और अधिक प्राकृतिक खाद्य उत्पादों को लागू करने की मांग को पूरा करता है

पशुपालन चिकित्सा

- रोगों का उपचार और निवारक उपाय: जानवरों की घावों की सफाई, युवा जानवरों (बच्चे, सुअर के बच्चे, चूजे) को संक्रामक आंत्र रोगों के लिए और इसके निवारण के लिए पानी देना आदि
- अंडों की कीटाणु-मुक्ति
- जानवरों की सैनिटरी उपचार, जिसमें गाय की थन, आदि शामिल हैं
- एफएमडी, मास्टाइटिस, दस्त, अंतर्गर्भाशयी संक्रमण वाले रोगियों की कीटाणु-मुक्ति के लिए बहुत उपयोगी
- पशुपालन कक्षों की कीटाणु-मुक्ति के लिए अनोलाइट या इलेक्ट्रोलाइज्ड द्रव का एरोसोल विधि द्वारा आवेदन
- युवा मछलियों और झींगा के उगाने में पानी की उपचार और कीटाणु-मुक्ति

जल उपचार और कीटाणुनाशक

1. जल उपचार संयंत्रों पर जल कीटाणुनाशन;
2. बाढ़ प्रभावित क्षेत्रों में पीने के पानी की कीटाणुनाशन (बाढ़ के पानी को बैक्टीरिया मुक्त बनाना ताकि इसे साफ कपड़े से फ़िल्टर करने के बाद पीने के लिए उपयोग किया जा सके);
3. सीवेज, औद्योगिक अपशिष्ट जल, कृषि अपशिष्ट जल की कीटाणुनाशन;
4. एक्वेरियम, टेरेरियम में जल की कीटाणुनाशन;
5. पेयजल आपूर्ति या/और भंडारण के लिए किसी भी मात्रा के पाइप, टंकी और अन्य जलाशयों की कीटाणुनाशन।

कसाईखाने और मांस की दुकानें

1. मांस, मछली और चिकन की सभी रोगजनक सूक्ष्मजीवों के खिलाफ कीटाणुनाशन,
2. जिसमें लिस्टेरिया शामिल है;
3. कसाईखानों में संक्रमण और दुर्गंध को समाप्त करने के लिए **CIP**-धुलाई;
4. कसाईघरों और मांस प्रसंस्करण संयंत्रों में मवेशियों और पक्षियों के शवों की कीटाणुनाशन।

सौंदर्य जल 4pH - 6pH

यह आपकी त्वचा और बालों के संपूर्ण स्वास्थ्य और सुंदरता के लिए लाभकारी है। यह त्वचा को कसता है, मुलायम बनाता है, और कई सामान्य त्वचा स्थितियों के लिए उत्तम उपचार प्रदान करता है, जिनमें शामिल हैं:

- एक्जिमा
- सोरायसिस
- मुँहासे
- एथलीट का पैर
- नाखून का फंगस
- कीट के काटने/डंकने
- चकत्ते (खसरे और चिकनपॉक्स की खुजली से राहत)

- सनबर्न
- ठंडे घाव
- डायपर दाने
- सूखी त्वचा
- जलने
- छोटे कट और खरोंच

सौंदर्य जल को दिनभर स्प्रे या स्प्रिट्ज़ के रूप में इस्तेमाल किया जा सकता है - जितनी बार इस्तेमाल करेंगे उतना अच्छा रहेगा। शैम्पू के बाद कंडीशनर के रूप में उपयोग करने पर, यह आपकी खोपड़ी को कसता है, उलझन कम करता है और बालों को चमकदार बनाता है।

फेशियल साबुन: दिन में दो बार चेहरे को साफ करें। सफाई के बाद स्प्रे करें।

हेयर कंडीशनर: स्नान के बाद बालों पर स्प्रे करें। यह कंडीशनर के रूप में काम करता है, इसलिए आपको असली कंडीशनर का उपयोग करने की आवश्यकता नहीं है।

फेशियल टोनर: त्वचा को टोन और कसने के लिए शॉवर या बाथ के अंतिम रिंस के रूप में उपयोग करें।

चकत्ते: प्रभावित क्षेत्र पर स्प्रे करें ताकि चकत्तों, विशेष रूप से डायपर दाने, को ठीक किया जा सके।

पेट्स: सुंदरता जल से अपने पालतू जानवरों को स्नान कराएं ताकि उनके कोट में चमक आ सके।

पौधे: इनडोर और आउटडोर पौधों को हरीतिमा के लिए पानी दें। यह मरते हुए पौधों को भी जीवित कर सकता है।

अंडे और पास्ता: अंडे और पास्ता उबालने के लिए उपयोग करें।

फ्रीजिंग भोजन: खाद्य पदार्थों पर स्प्रे करें, खासकर मछली और झींगा पर, ताकि खाद्य पदार्थों का स्वाद न खोएं।

एंथोसायनिन्स: एंथोसायनिन्स युक्त फल और सब्जियों को धोने और तैयार करने के लिए: प्लम, अंगूर, चेरी, स्ट्रॉबेरी, लाल गोभी, बैंगन, सोया बीन्स, ऐस्पैरेगस।

फैब्रिक सॉफ्टनर: धोने के दौरान रिंस साइकिल में उपयोग करें। प्रति लोड एक गैलन, ताकि कपड़े नरम और ताजगी महसूस करें।

चश्मे: लेंस को आसानी से साफ करें। बस पानी स्प्रे करें और मुलायम सफेद कपड़े से पोंछें।

खिड़कियां और दर्पण: सतह पर उदारता से स्प्रे करें और मुलायम सफेद कपड़े से पोंछें।

हार्डवुड फ्लोर और सिरेमिक टाइल्स: हार्डवुड और सिरेमिक फर्श को बिना किसी क्षति के पॉलिश और साफ करें।

एंटीपर्सपिरेंट: शरीर की प्राकृतिक विषहरण प्रक्रिया में सहायता करता है, प्राकृतिक एंटीपर्सपिरेंट के रूप में कार्य करता है और लिम्फेटिक प्रणाली को स्वस्थ रखता है।

8.5 जल से 9.5 जल:

पुनर्गठित, आयनित जल का सेवन आपके शरीर के प्राकृतिक वातावरण को समर्थन देने के लिए सबसे महत्वपूर्ण बदलाव हो सकता है। यह सबसे आसान तरीका भी है।

यह कोशिकाओं को तेजी से हाइड्रेट करेगा। इसके परिणामस्वरूप, आपके शरीर में हर क्रिया में सुधार होगा। आप त्वरित रूप से बेहतर शारीरिक कार्य, नरम त्वचा, आसान मलत्याग और ऊर्जा स्तर में वृद्धि देखेंगे। यह शरीर से विषाक्त पदार्थों को प्रभावी और कुशलता से हटाने में सहायता करेगा। इसे आपके व्यक्तिगत फ़िल्ट्रेशन सिस्टम के रूप में सोचें जो सभी विषहरण करेगा बिना किसी अतिरिक्त मेहनत के। आयनित जल में अधिक इलेक्ट्रॉन्स होते हैं, इसलिए यह मुक्त कणों को तटस्थ कर सकता है, और इस प्रकार दर्द, सूजन और कई अन्य लक्षणों को कम कर सकता है। आयनित जल का क्षारीय pH

स्तर आपके शरीर की डिफ़ॉल्ट रसायन विज्ञान के संतुलन को बनाए रखने में मदद कर सकता है और आपके ऊतकों को एसिडोसिस के कारण कठोर होने से रोक सकता है।

- **सूप्स**: सभी सूप्स को **9.5** जल के साथ पकाएं ताकि स्वाद और पोषक तत्वों का सर्वोत्तम बढ़ावा मिल सके।

- **स्टिर-फ्राई**: सब्जियों को **9.5** जल के साथ स्टीर-फ्राई करें ताकि सभी स्वादों को खोल सकें और पोषक तत्वों का संतुलन बनाए रख सकें।

- **वजन घटाने**: स्नैक या किसी भी भोजन से पहले पानी पिएं। **30** मिनट प्रतीक्षा करें। फिर खाएं अगर अभी भी भूख हो। अधिकांश लोग इतने निर्जलित होते हैं कि उनकी प्यास की प्रक्रिया आमतौर पर बहुत कमजोर होती है। इससे वे सोचते हैं कि वे भूखे हैं बजाय इसके कि वे प्यासे हैं।

- **सफेद बाल**: यह पानी अक्सर मूल बालों के रंग को बहाल कर सकता है।

- **दृष्टि**: स्वस्थ दृष्टि बनाए रखने के लिए इस पानी से प्रतिदिन कुल्ला करें।

- **स्पाइडर वेन्स**: इस पानी का दीर्घकालिक सेवन कोशिका मरम्मत को बढ़ावा दे सकता है और स्पाइडर वेन्स में सुधार कर सकता है।

- **अरोमाथेरेपी**: किसी भी जड़ी-बूटी जैसे कि रोज़मैरी या लैवेंडर को आयनित जल से भरी स्प्रे बोतल में डालें। इसे कुछ घंटों के लिए छोड़ दें। अपने घर में एक प्राकृतिक, प्रभावी और तात्कालिक एयर फ्रेशनर के रूप में उपयोग करें।

- **खाना पकाना**: क्षारीय जल खाना पकाने का समय **25-30%** कम कर सकता है। इसके अलावा, स्टीम की गई सब्जियाँ क्षारीय जल के साथ पकाने पर अधिक स्वाद, रंग और पोषक तत्वों को बनाए रख सकती हैं। चाय और कॉफी जैसे पेय पदार्थों की कड़वाहट कम हो जाती है लेकिन उनका पूरा स्वाद बचा रहता है।

आयनति पानी और आपके बच्चे

क्या बच्चे सुरक्षित रूप से आयनित पानी पी सकते हैं?

उत्तर है हाँ! यहाँ कुछ उद्योग मानक सिफारिशें हैं:

- **बेबी फूड** और फॉर्मूला को हमेशा "स्वच्छ पानी" (pH 7.0) के साथ मिलाना चाहिए।

- **दवाइयाँ**: अल्कलाइन पानी को दवा लेने के **30** मिनट पहले या बाद में बच्चों को नहीं देना चाहिए। इसे "स्वच्छ पानी" या न्यूट्रल पानी देने की सिफारिश की जाती है।

- **नवजात से 1 साल**: फॉर्मूला को "स्वच्छ पानी" के साथ मिलाएं।

- **1 से 5 साल के बच्चे**: आप अपने बच्चे को **pH 8.5** से **9.0** तक के पानी दे सकते हैं ताकि वे हाइड्रेटेड रहें। यदि मौसम गर्म है, तो इसे हाथ में रखें। यदि आपका बच्चा खेल या अन्य कठिन गतिविधियों में लगा हुआ है, तो आयनित पानी हाथ में रखें क्योंकि यह उन्हें जल्दी हाइड्रेट करेगा।

- **6-12 साल के बच्चे**: आप अपने बच्चे को **pH 8.5** से **9.0** तक का पानी दे सकते हैं ताकि वे हाइड्रेटेड रहें। यदि मौसम गर्म है, तो इसे हाथ में रखें। यदि आपका बच्चा खेल या अन्य कठिन गतिविधियों में लगा हुआ है, तो आयनित पानी की मात्रा बढ़ाकर **5** लीटर तक कर सकते हैं।

- **12-18 साल के बच्चे**: इस आयु वर्ग में वे **9.0** से **9.5** तक का आयनित पानी पी सकते हैं ताकि वे हाइड्रेटेड रहें। यह शारीरिक और मानसिक सहनशक्ति में भी मदद करेगा।

आपके बच्चों की त्वचा की कटाई और खरोंचें

खरोंच, कट या फटी त्वचा हर बचपन का एक अविभाज्य हिस्सा है और काफी हद तक अनिवार्य है। उपचार के लिए रोजाना कम से कम एक बार **2.5 pH** वाले स्ट्रांग एसिडिक पानी का स्प्रे करें। एक बार कट सूख जाने के बाद, कपड़े या गॉज़ पैड को ब्यूटी वॉटर में भिगोकर उसे हवा में सूखने दें। इससे त्वचा कसी रहती है और दर्द को कम करने में मदद मिलती है।

गले में खराश और स्ट्रेप थ्रोट

आपके बच्चे कितनी बार गले में खराश की शिकायत लेकर घर आते हैं? जब वे गरारे नहीं कर सकते, तो एक छोटे स्प्रे बोतल में स्ट्रांग एसिडिक पानी भरें और उनके गले में 3-4 बार रोजाना लगभग 10 शॉर्ट पंप करें। अगर वे इसे निगल भी लें तो कोई हानि नहीं है। खराश मिनटों में ठीक हो जाती है।

डायपर रैश: त्वचा को अच्छे से साफ करने के बाद ब्यूटी वॉटर का स्प्रे करें ताकि डायपर रैश को शांत और ठीक किया जा सके।

पिंक आई: संक्रमित आंख पर दिन में कई बार 2.5 pH का स्प्रे करें और यह साफ हो जाएगा।

आयनित पानी और गर्भावस्था

आयनित पानी गर्भावस्था के दौरान सुरक्षित और विशेष रूप से उपयोगी है। इसके कुछ लाभों का संक्षिप्त अवलोकन इस प्रकार है:

- स्वस्थ गर्भावस्था सुनिश्चित करें
- सुबह की बीमारी से राहत पाएं!
- स्तनपान करने वाली माताओं के लिए बढ़ी हुई दूध की आपूर्ति
- अंतिम तिमाही की असुविधाओं को कम करें

आयनित पानी सुबह की बीमारी में कैसे मदद करता है?

गर्भावस्था के पहले कुछ महीनों में, माँ का शरीर प्लेसेंटा को अल्कलाइन खनिज छोड़ता है। यह नाइट्रेट वेस्ट से भ्रूण के एसिडिक डिस्चार्ज को न्यूट्रलाइज करने के लिए पर्याप्त अल्कलाइन खनिज प्रदान करने के लिए होता है। इससे रक्त का pH गिर जाता है और एसिडिक हो जाता है, जिससे सुबह की बीमारी होती है। जापान के डॉक्टरों के अनुसार, यही कारण है कि अल्कलाइन पानी पीने से तुरंत सुबह की बीमारी से राहत मिलती है। माँ को गर्भधारण करने की कोशिश शुरू करते ही आयनित पानी पीना शुरू कर देना चाहिए। इससे उसके शरीर को अपने अल्कलाइन रिजर्व बनाने की अनुमति मिलती है। गर्भावस्था से पहले एक स्वस्थ अल्कलाइन आहार भी एक अच्छा विकल्प है। पर्याप्त रिजर्व बनाकर,

पहली कुछ महीनों में उम्मीद करने वाली माँ खनिज की कमी की समस्याओं से बच सकती है।

आयनित पानी कैसे जलन से राहत देता है?

गर्भावस्था शरीर में पानी की बहुत अधिक मांग पैदा करती है। जैसे-जैसे भ्रूण बढ़ता है, 1 ट्रिलियन से अधिक कोशिका विभाजन होते हैं। प्रत्येक को पानी की आवश्यकता होती है। गर्भावस्था के दौरान हाइड्रेटेड रहने के लिए, सबसे पहले शराब और कैफीन जैसे जलन एजेंटों को हटा देना महत्वपूर्ण है।

आयनित पानी के साथ सामान्य गर्भावस्था के साइड इफेक्ट्स:

- **कब्ज:** 50% से अधिक गर्भवती माताएं गर्भावस्था के दौरान कब्ज का अनुभव करती हैं। आयनित पानी पीने से शरीर हाइड्रेटेड रहता है, आंत्र मार्ग को चिकनाई मिलती है और अपशिष्ट को बाहर निकालने में मदद मिलती है।

- **सूजे हुए हाथ और पैर:** क्या आप जानते हैं कि पानी की प्रतिधारण जलन का संकेत है? यह गर्भावस्था की अंतिम तिमाही में सामान्य है।

- **निचली पीठ का दर्द:** पीठ दर्द अक्सर जलन का लक्षण होता है, क्योंकि हड्डियों के डिस्क बच्चे को उठाने के बढ़े हुए दबाव से प्रभावित होते हैं। अल्कलाइन पानी डिस्क को चिकनाई प्रदान कर सकता है। इसके अतिरिक्त, निचली पीठ पर आयनित अल्कलाइन पानी की कॉम्प्रेस लगाना दर्द से राहत प्रदान करेगा।

आयनित पानी के साथ शरीर को पुनः भरना हाइड्रेटेड रखने और अधिकांश लक्षणों से राहत प्रदान करता है।

पानी आयनिजर्स पानी को सुरक्षित बनाते हैं क्योंकि मशीन के फिल्टर पानी को आयनित करने से पहले साफ करते हैं। एक पानी आयनिजर आपको अपने द्वारा पीने के लिए आवश्यक अल्कलाइन पानी की ताकत को नियंत्रित करने की अनुमति भी देता है। पानी आयनिजर द्वारा निर्मित अल्कलाइन पानी में आवश्यक खनिज होते हैं। गर्भवती महिलाओं के लिए, अल्कलाइन आयनित पानी आयनित कैल्शियम प्रदान करता है, जिसे डॉक्टर "फ्री कैल्शियम" कहते

हैं। आयनित अल्कलाइन पानी माताओं में कैल्शियम की कमी को भरने में मदद करता है और भ्रूण की हड्डियों और दांतों को मजबूत कर सकता है।

गर्भवती माताएँ और 15 साल का अध्ययन

15 साल के अध्ययन में, जापानी वॉटर इंस्टीट्यूट और क्योवा मेडिकल क्लिनिक ने गर्भवती महिलाओं के लिए अल्कलाइन पानी के ये लाभ प्रकट किए:

- सुगम प्रसव
- पीलिया की संभावना में कमी
- बढ़ी हुई दूध की आपूर्ति

अल्कलाइन पानी नए माताओं के लिए सुगम पोस्ट-प्रेग्नेंसी रिकवरी में मदद कर सकता है, साथ ही दूध की आपूर्ति में भी सहायक हो सकता है। न्यूट्रल पानी (pH 7.0) एक सुरक्षित विकल्प है फॉर्मूला और अनाज मिलाने के लिए। मशीन पानी को फ़िल्टर करती है, लेकिन यह आयनित नहीं होता। अल्कलाइन पानी नवजात शिशुओं के लिए नहीं है। माँ का स्तनपान बच्चे की सभी पोषण की आवश्यकता प्रदान करता है।

आयनीकृत पानी और आपका मौखिक स्वास्थ्य

हम सभी ने अपने जीवन में कुछ न कुछ दंत समस्याएँ अनुभव की हैं, जैसे की कैविटीज, मसूड़ों से खून आना, दांतों में दर्द आदि। मैंने जो लाभ महसूस किया है, वह है कैसे क्षारीय आयनीकृत पानी ने मेरी मौखिक स्वच्छता में मदद की है। जैसे कई वयस्क, मुझे भी अपने मसूड़ों के साथ समस्याएँ होती हैं। बार-बार सफाई करने से मदद मिलती है, लेकिन टार्टर और मसूड़ों की सूजन को ठीक नहीं किया जा सकता। अपने दांतों को ब्रश करने, मुँह धोने और जीभ को साफ करने के लिए कांगन पानी का उपयोग करने से मौखिक स्वास्थ्य में काफी सुधार हो सकता है। यह मुँह के घाव और ठंडे घावों को ठीक करने में भी मदद करता है। आयनीकृत पानी पीने से स्वस्थ संतुलन बनाए रखने में सहायता होती है।

अम्लता और मौखिक स्वास्थ्य

क्षारीय खनिजों का एक स्रोत हमारे दांतों से कैल्शियम है। अब, क्या होता है जब कैल्शियम हमारे दांतों से निकाल लिया जाता है ताकि हमारा शरीर स्थिर पीएच स्तर बनाए रख सके? कम से कम 8.8 पीएच वाले क्षारीय आयनीकृत पानी (स्तर 2 या 3 का आयनीकृत पानी) पीने से आपके मुँह में मौजूद अतिरिक्त अम्लों को मारने में मदद मिलती है जो दांतों की सड़न में योगदान करते हैं। हमारे आहार के साथ, हमारा मुँह और लार अधिक अम्लीय हो जाते हैं जितना होना चाहिए। क्षारीय पानी पीने से इस अम्लता को संभालने में मदद मिलती है ताकि यह आपके दांतों पर बुरा प्रभाव न डाले।

मसूड़ों की सूजन और पीरियडॉंटाइटिस के लिए क्षारीय कुल्ला के लाभ:

यह पाया गया है कि 2.5 पीएच वाले अम्लीय आयनीकृत पानी से कुल्ला करने से आपके मुँह में मौजूद बैक्टीरिया को मारा जा सकता है जो मसूड़ों की बीमारी में योगदान करते हैं। दंत चिकित्सक क्षारीय पानी (9.0 पीएच) का उपयोग करने की सलाह देते हैं और फिर 2.5 पीएच वाले अम्लीय आयनीकृत पानी से कुल्ला करने की सलाह देते हैं ताकि किसी भी शेष बैक्टीरिया को मारा जा सके। और एक अंतिम कुल्ला क्षारीय पानी से करें ताकि आपका मुँह अम्लीय न रहे। मैं यह भी सुझाव देता हूँ कि आपके टूथब्रश को अम्लीय पानी से कुल्ला करें ताकि आपके टूथब्रश के ब्रिसल्स पर मौजूद बैक्टीरिया को मारा जा सके। यह दिनचर्या बच्चों के लिए भी सुरक्षित है... यह एक प्रभावी रणनीति है कैविटीज को रोकने और बुरी सांस से लड़ने के लिए।

आपके दंत चिकित्सक को आपके स्वास्थ्य के बारे में क्या पता है!

कौन रूट कैनाल या मसूड़ों पर किसी प्रक्रिया का इंतजार करता है! दंत चिकित्सक के पास जाना हममें से किसी के लिए भी शीर्ष गतिविधि नहीं हो सकता, लेकिन आप हैरान होंगे कि आपका दंत चिकित्सक आपके मसूड़ों को देखकर आपके समग्र स्वास्थ्य के बारे में कितना कुछ बता सकता है। इस कारण से, दंत चिकित्सक के साथ नियमित जांच-परख अत्यंत महत्वपूर्ण और आवश्यक है।

हालिया शोध से पता चला है कि **84%** मरीजों में कोरोनरी आर्टरी बीमारी भी पीरियडॉंटाइटिस से पीड़ित हैं। यह न केवल हृदय रोग के जोखिम को बढ़ाता है, बल्कि उच्च रक्तचाप और एथेरोस्क्लेरोसिस को भी। साक्ष्यों से पता चलता है कि मौखिक संक्रमण सूजन के मार्कर जैसे कि सी-रिएक्टिव प्रोटीन और फाइब्रिनोजेन को बढ़ा सकते हैं। ये एथेरोस्क्लेरोसिस के लिए लाल झंडे हैं। यह पाया गया है कि क्रोनिक पीरियडॉंटाइटिस वाले मरीजों में "स्ट्रेप्टोकोकस म्यूटन्स" होता है - वही बैक्टीरिया जो उनके दंत पट्टिका में पाया जाता है, उनके दिल की धमनियों की आंतरिक परत में भी होता है।

आप अपने मुँह और दिल को स्वस्थ रखने के लिए क्या कर सकते हैं?

अपने टूथब्रश को **2.5** पीएच अम्लीय पानी से साफ करें, ताकि प्रत्येक उपयोग के बाद बैक्टीरिया मर जाएँ। **9.0** से **11.5** पीएच वाले क्षारीय पानी का उपयोग करें और **2.5** पीएच पानी से एक मिनट तक कुल्ला करें और अंत में **9.0** पीएच क्षारीय पानी से कुल्ला करें। फ्लॉस करें और रोजाना पानी के जेट का उपयोग करें। नियमित ब्रश करने से **2.5** पीएच अम्लीय पानी से दांतों को सफेद करने में मदद मिलती है और आपके मुस्कान को उज्जवल बनाता है। टूथब्रश को अक्सर बदलें या रोजाना सॉनिक टूथब्रश का उपयोग करें। नियमित जांच-परख और सफाई के लिए अपने दंत चिकित्सक से मिलें।

पाचन स्वास्थ्य के लिए

नीचे कुछ सामान्य पाचन समस्याएँ दी गई हैं और कैसे आयनीकृत पानी उन्हें हल कर सकता है।

अम्ल रिफ्लक्स

अम्ल अवरोधक लेने से सही पाचन के मामले में वास्तव में एक दुष्चक्र बन जाता है। हालांकि, यह समस्या उच्च गुणवत्ता वाले आयनीकृत पानी के लिए सबसे तेजी से प्रतिक्रिया करने वाली समस्याओं में से एक है। प्राकृतिक चिकित्सा में, हम जानते हैं कि अम्ल रिफ्लक्स वास्तव में उचित समय पर हाइड्रोक्लोरिक एसिड का अपर्याप्त उत्पादन के कारण होता है। इसे बुनियादी

पानी प्रोटोकॉल का पालन करके जल्दी से ठीक किया जा सकता है। इस प्रोटोकॉल के चरणों का पालन करने से वास्तव में शरीर को उचित समय पर पर्याप्त मात्रा में हाइड्रोक्लोरिक एसिड का उत्पादन करना पुनः प्रशिक्षित किया जाता है। भोजन के शुरू होने पर अपने पेट के अम्ल को **pH 2.5** अत्यधिक अम्लीय पानी के साथ पूरक करना आपके शरीर को प्रोटीन के उचित विघटन में सहायता करता है।

कब्ज

यह समस्या आमतौर पर **2** प्रमुख कारणों से होती है: खाद्य एलर्जी और निर्जलीकरण। हालांकि, आयनीकृत पानी के मामले में एक और महत्वपूर्ण विचार हो सकता है... पानी में अत्यधिक कैल्शियम। जब पानी आयनीकरण से गुजरता है, तो यह खनिजों को चार्ज के अनुसार विभाजित करता है, और कैल्शियम को क्षारीय पानी में स्थानांतरित कर दिया जाता है। हार्ड पानी वाले क्षेत्रों में, पानी को अतिरिक्त कैल्शियम को हटाने के लिए पूर्व-प्रोसेस करना आवश्यक है। यदि यह कदम नहीं उठाया गया, तो आप अपने पीने के पानी में बहुत अधिक आयनिक कैल्शियम का सेवन कर सकते हैं, जो कब्ज का कारण बन सकता है।

खाद्य विषाक्तता

पेट विदेशी आक्रमणकारियों जैसे ई. कोलाई, साल्मोनेला और अन्य खाद्य जनित रोगजनकों को पूरी तरह से नष्ट करने के लिए डिज़ाइन किया गया है। यह हाइड्रोक्लोरिक एसिड के साथ उनके प्रोटीन संरचनाओं को तोड़कर करता है। इसलिए, इस विनाशकारी प्रक्रिया में आपके शरीर की सहायता करने का सबसे प्रभावी तरीका है हर **2-3** घंटे में **1** कप अत्यधिक अम्लीय पानी पीना जब तक सभी लक्षण समाप्त नहीं हो जाते। आमतौर पर केवल **2** खुराकें ही आपको सामान्य स्थिति में लाती हैं! खाद्य विषाक्तता के बाद कुछ दिनों के लिए कुछ प्रोबायोटिक्स और अतिरिक्त अग्न्याशय एंजाइम लेना सबसे अच्छा है। यदि आप बुनियादी पानी प्रोटोकॉल का पालन करते हैं, तो यह व्यवस्था अच्छे आंत्र बैक्टीरिया को फलने-फूलने को प्रोत्साहित करेगी।

आंत्र सूजन सिंड्रोम

यह समस्या भी खाद्य एलर्जी या संवेदनाओं से संबंधित है। हालांकि, अधिकांश मामलों में यह समस्या वास्तव में अच्छे आंत्र बैक्टीरिया की कमी से बढ़ जाती है। यह आमतौर पर बड़े और छोटे आंत्र में पीएच और हाइड्रेशन स्तरों में असंतुलन के परिणामस्वरूप होता है। सबसे अच्छा स्थान बुनियादी पानी प्रोटोकॉल का पालन करना है। यह ऑक्सीडेशन को पलटने और कोशिकाओं में उचित पीएच और हाइड्रेशन स्तरों को वापस लाने का सबसे तेज तरीका है।

स्वस्थ पाचन के लिए बुनियादी प्रोटोकॉल

पेट का आदर्श पीएच 1.8 है, जो बहुत अम्लीय है। ये अम्ल हमारे भोजन में प्रोटीन को तोड़ने में मदद करते हैं, इसलिए जब पेट के अम्ल अपर्याप्त होते हैं, तो हमें उन्हें बढ़ाने का तरीका ढूंढना चाहिए। एक बार जब भोजन पेट में टूट जाता है, तो इसे छोटी आंत में पास कर दिया जाता है, जहाँ पीएच स्तर एक क्षारीय 8.5 होता है। इस पीएच का अंतर हमारे भोजन में वसा को तोड़ने के लिए महत्वपूर्ण है ताकि स्वस्थ कोशिकाएं बनाई जा सकें। इस पीएच परिवर्तन को बनाने का काम पित्ताशय पर निर्भर करता है, जो छोटी आंत में पर्याप्त मात्रा में पित्त को धकेलता है और एक क्षारीय वातावरण बनाता है। समस्या तब शुरू होती है जब अधिकांश लोगों का पित्ताशय पर्याप्त पित्त का उत्पादन नहीं करता है, जिससे पाचन और आंत्र के पीएच स्तरों में असंतुलन होता है। यदि आंत्र के पीएच स्तर क्षारीय नहीं होते हैं, तो अग्न्याशय आवश्यक एंजाइमों का स्राव नहीं करेगा जो भोजन के पूर्ण विघटन के लिए आवश्यक हैं।

डॉ. पार्कर पेट में हाइड्रोक्लोरिक एसिड के उत्पादन को सामान्य करने के लिए एक 2-चरणीय दृष्टिकोण का उल्लेख करते हैं।

- *पहला*, इसे समाप्त या न्यूट्रलाइज़ करें ताकि प्रणाली को भोजन के आने के लिए समय पर एसिड का उत्पादन शुरू करने के लिए मजबूर किया जा सके। मैंने यह कार्य पूरा करने के लिए थोड़ा pH 11.5 आयनीकृत पानी का उपयोग किया।

- ***दूसरा,*** पेट में थोड़ी अधिक एसिड जोड़ें ताकि पाचन के प्रारंभिक चरण पूरे हो सकें। इसे पूरा करने के लिए मैंने थोड़ी **pH 2.5** पानी का उपयोग किया क्योंकि यह थोड़े कमजोर हाइड्रोक्लोरिक एसिड की नकल करता है।

डॉ. पार्कर एक और 2-चरणीय विधि का सुझाव देते हैं जो छोटी आंत के पीएच को समायोजित करने के लिए है, ताकि पित्त का उचित प्रवाह और अंतिम पाचन चरणों के दौरान वसा, प्रोटीन और कार्बोहाइड्रेट्स का टूटना पूरा हो सके।

- ***पहला,*** पेट में एसिड को समाप्त करें। इससे क्षारीय पीने का पानी पेट के माध्यम से सीधे छोटी आंत में बिना किसी रुकावट के पास कर सकेगा। चूंकि पानी ही एकमात्र पदार्थ है जिसे हम निगलते हैं जो पचता नहीं है, यह पेट के माध्यम से बिना किसी बाधा के छोटी आंत में पहुंच जाएगा जहां यह एक क्षारीय वातावरण बना सकेगा।

- ***दूसरा,*** एक बार में बड़ी मात्रा में क्षारीय-एंटीऑक्सीडेंट युक्त पानी का सेवन करने से, पर्याप्त मात्रा में पानी और एंटीऑक्सीडेंट सीधे रक्त प्रवाह और लसीका प्रणाली में अवशोषित हो जाते हैं। इससे शरीर को विषाक्त पदार्थों को बाहर निकालने में मदद मिलती है, जो पित्त को गाढ़ा करने का कारण बनते हैं, जिससे यह छोटी आंत में स्वतंत्र रूप से प्रवाहित नहीं हो पाता।

साल भर इस प्रोटोकॉल का पालन करने से आपके पाचन तंत्र में आदर्श वातावरण बनेगा, पेट के अम्ल और एंजाइमों के सामान्य उत्पादन और समय पर स्राव को प्रोत्साहित करेगा।

7

आयनित पानी का उपयोग विशिष्ट समस्याओं को हल करने के लिए

महत्वपूर्ण जानकारी: क्लेन्सिंग लक्षण

जो लोग नए-नए आयनाइज्ड वॉटर के प्रयोग में आते हैं, वे अक्सर "क्लेन्सिंग लक्षण" का अनुभव करते हैं। इनमें सिरदर्द, त्वचा पर दाने, दस्त, खाँसी आदि शामिल हो सकते हैं, और ये आमतौर पर शरीर से जमा हुए विषैले पदार्थों और अम्लीय अपशिष्टों के अचानक निकलने के कारण होते हैं। यदि आप **8.5 pH** पानी का सेवन कर रहे हैं, तो अपने पानी की मात्रा बढ़ाएँ ताकि विषैले पदार्थों को निष्प्रभावित कर सकें और शरीर से बाहर निकाल सकें। यदि ये लक्षण बने रहते हैं, तो उस **pH** पानी की स्थिति पर वापस लौटें जिसे आप बिना किसी कठोर लक्षण के पी सकते थे। इस **pH** पानी की मात्रा बढ़ाते रहें जब तक लक्षण समाप्त न हो जाएँ। यदि लक्षण फिर भी बने रहें, तो उस पानी का सेवन वापस करें जिसमें आप सबसे अधिक आरामदायक महसूस करते हैं, लेकिन बढ़ती मात्रा में, जब तक लक्षण कम न हो जाएँ।

45 मिनट पहले भोजन करने से निम्नलिखित करें:

- ¼ कप **pH 11.5** अत्यधिक क्षारीय पानी पीएँ।
- इसके तुरंत बाद **pH 9.5** पेयजल पिएँ - नीचे सूत्र देखें।
- यदि आप अतिरिक्त पाचन एंजाइम ले रहे हैं, तो इन्हें इस पानी के साथ निगलें।

अब आपको 45 मिनट तक किसी भी अन्य चीज़ का सेवन नहीं करना चाहिए।

भोजन के पहले कौर के साथ **2-3** चम्मच **pH 2.5** अत्यधिक अम्लीय पानी निगलें। यदि आप कोई विटामिन सप्लीमेंट्स ले रहे हैं, तो उन्हें भोजन के शुरुआत में इस पानी के साथ निगलें।

भोजन के साथ कुछ भी न पिएँ। जो कुछ भी आप पीते हैं, वह आपके पेट के अम्लों से अधिक क्षारीय होगा और उन्हें पतला करेगा। पेट के अम्लों को पतला करना आपके भोजन को तोड़ने की क्षमता को नाटकीय रूप से प्रभावित करता है, विशेषकर प्रोटीन को। याद रखें, अगर आप अपने भोजन को सही ढंग से चबा रहे हैं, तो आपको अपने भोजन को आराम से निगलने के लिए किसी तरल की आवश्यकता नहीं होगी। कुछ हफ्तों के बाद, आप भोजन के साथ पीने की आदत से बाहर निकल जाएँगे और आप ऐसा करने की इच्छा भी नहीं करेंगे।

स्वस्थ त्वचा के लिए

त्वचा शरीर का सबसे बड़ा अंग है और इसका मुख्य कार्य आंतरिक अंगों और बाहरी वातावरण के बीच एक अवरोधक के रूप में कार्य करना है। यह हानिकारक प्रदूषकों, रसायनों आदि के संपर्क को ब्लॉक करने में महत्वपूर्ण भूमिका निभाती है। जबकि यह विषैले पदार्थों को बाहर निकालती है, साथ ही यह हवा से पानी और ऑक्सीजन को अवशोषित करके हाइड्रेशन में सहायता करती है। इसका **downside** यह है कि यदि आप सावधान नहीं हैं, तो आपकी त्वचा पर लगाया गया कोई भी चीज़ आपके रक्तप्रवाह में समा जाएगी।

खराब स्किनकेयर उत्पादों जैसे कि स्नान साबुन, हानिकारक सूर्य की किरणों और प्रदूषण के संपर्क में आने से आपकी त्वचा की अवरोधक प्रणाली टूट सकती है और न केवल इसे सुस्त और उम्रदराज बना सकती है, बल्कि यह हानिकारक तत्वों को आपके शरीर में प्रवेश करने का एक खुला मार्ग भी बना सकती है। हानिकारक तत्वों के हमले के पहले संकेत पर, आपकी प्रतिरक्षा प्रणाली ऑक्सीडाइजर्स को भेजती है जो सूक्ष्मजीवों को घेरती हैं और उन्हें नष्ट करती हैं। जब यह प्रक्रिया पूरी हो जाती है, तो आपका शरीर एंटीऑक्सीडेंट्स

को रिलीज करता है ताकि सहायक नुकसान को उलट सके। इस प्रक्रिया का एक हिस्सा त्वचा के **pH** स्तर को हल्के अम्लीय में बढ़ाना शामिल है ताकि कोई अतिरिक्त बैक्टीरिया वृद्धि को रोका जा सके।

इस प्रक्रिया के दौरान, आपकी त्वचा के **pH** संतुलन को बहाल और बनाए रखना महत्वपूर्ण है, क्योंकि यही स्वस्थ, चमकदार त्वचा के लिए कुंजी है।

आयनाइज्ड वॉटर आपकी बेसिक स्किनकेयर में कैसे मदद कर सकता है:

- **चरण 1** - त्वचा को **pH 11.5** अत्यधिक क्षारीय पानी के साथ भारी मात्रा में छिड़कें ताकि अतिरिक्त तेल और मेकअप हट सके।
- **चरण 2** - अपने चेहरे को एक नॉन-सोप क्लीनज़र से साफ करें और **pH 4-6** हल्के अम्लीय पानी से अच्छी तरह से धो लें, फिर एक नरम कपड़े से थपथपाकर सूखा लें।
- **चरण 3** - अपनी त्वचा को टोन करने के लिए, एक कांच की बोतल में रखे **pH 4-6** हल्के अम्लीय पानी से हल्के से छिड़कें और अपनी त्वचा को हवा में सूखने दें।
- **चरण 4** - मॉइस्चराइज़र लगाएँ।
- **चरण 5** - सुबह और सोने से पहले दोहराएँ।

एक्ने के लिए बेसिक पानी प्रोटोकॉल

आयनाइज्ड वॉटर न केवल आपकी त्वचा को स्वस्थ बनाए रख सकता है, बल्कि यह एक्ने को भी कम कर सकता है और उसे दूर रख सकता है। इस प्रोटोकॉल का पालन करें:

- **चरण 1** - अपने चेहरे को **pH 11.5** अत्यधिक क्षारीय पानी से धोएँ ताकि अतिरिक्त तेल हटा सके।
- **चरण 2** - नॉन-सोप क्लीनज़र से साफ करें और **pH 4-6** हल्के अम्लीय पानी से धोएँ। अपनी त्वचा को एक नरम कपड़े से थपथपाकर सूखा लें।

- **चरण 3** - एक कपास की छड़ी से **pH 2.5** अत्यधिक अम्लीय पानी को किसी भी सक्रिय दानों या टूटे हुए त्वचा पर लगाएँ, कम से कम **30 सेकंड** से **1 मिनट** तक छोड़ें। धीरे से थपथपाकर सूखा लें।

- **चरण 4** - अपने चेहरे को **pH 11.5** पानी के साथ भारी मात्रा में छिड़कें। 1 मिनट इंतजार करें और फिर थपथपाकर सूखा लें।

- **चरण 5** - pH 4-6 हल्के अम्लीय पानी से अपनी त्वचा को टोन करें, जो एक कांच की बोतल में रखा गया हो और एक फाइन स्प्रे मिस्ट के साथ हो।

- **चरण 6** - सुबह और सोने से पहले दोहराएँ।

- **चरण 7** - यदि आप सूखे क्षेत्र में रहते हैं, तो अपने चेहरे को दिन में कई बार pH 4-6 हल्के अम्लीय पानी से छिड़कें ताकि त्वचा हाइड्रेटेड रहे।

ब्लिस्टर्स और जलन के लिए बेसिक पानी प्रोटोकॉल

ब्लिस्टर्स और जलन को शांत करें और आयनाइज्ड वॉटर के साथ हीलिंग प्रक्रिया को तेजी से करें। यहाँ तरीका है -

- **चरण 1** - चूंकि ब्लिस्टर्ड त्वचा दूसरी स्टैफ संक्रमण के प्रति बहुत संवेदनशील होती है, इसलिए त्वचा-से-त्वचा संपर्क से बचना महत्वपूर्ण है। प्रभावित क्षेत्र और आपकी त्वचा के संपर्क में आने वाली किसी भी चीज़ को pH 2.5 अम्लीय पानी से स्टेरिलाइज़ करें।

- **चरण 2** - प्रभावित क्षेत्र को pH 11.5 अत्यधिक क्षारीय पानी में भिगोएँ या सैच्यूरेट करें ताकि अतिरिक्त तेल या सूखे तरल को हटा सकें।

- **चरण 3** - एक बहुत ही हल्के नॉन-सोप क्लीनज़र के मिश्रण से त्वचा को साफ करें, जो pH 4-6 हल्के अम्लीय पानी में 10:1 के अनुपात में पतला किया गया हो।

- **चरण 4** - प्रभावित क्षेत्र को pH 4-6 हल्के अम्लीय पानी से अच्छी तरह से धोएँ।

- **चरण 5** - प्रभावित क्षेत्र पर pH 2.5 अत्यधिक अम्लीय पानी को उदारतापूर्वक छिड़कें। 1 मिनट के लिए छोड़ दें और फिर एक स्टेराइल कपास पैड से धीरे से थपथपाकर सूखा लें।

- **चरण 6** - प्रभावित क्षेत्र को **pH 11.5** क्षारीय/एंटीऑक्सीडेंट पानी से भारी मात्रा में छिड़कें। अपनी त्वचा को हवा में सूखने दें या स्टेराइल कपास पैड से धीरे से थपथपाएँ।

- **चरण 7** - **pH 4-6** हल्के अम्लीय पानी से अच्छी तरह से छिड़कें, जो एक कांच की बोतल में रखा गया हो और एक फाइन स्प्रे मिस्ट के साथ हो।

- **चरण 8** - जब तक ब्लिस्टर्स **intact** हैं, सुबह और सोने से पहले उपरोक्त कदम दोहराएँ। एक बार जब त्वचा उजागर हो जाती है, तो यह आवश्यक हो सकता है कि दिन में **6** बार तक **Steps 2, 4** और **5** को दोहराएँ।

- **चरण 9** - हल्के से **pH 4-6** हल्के अम्लीय पानी के साथ दिन में **2-4** बार छिड़कें ताकि प्रभावित क्षेत्र हाइड्रेटेड रहे, लेकिन यह सुनिश्चित करें कि त्वचा गीली न हो।

नोट: यदि गंभीर रूप से जलने या घिसे हुए ऊतकों पर डेब्रीडमेंट की आवश्यकता होती है, तो ऊपरी परत को ढीला करने के लिए **pH 11.5** पानी का उपयोग करें। एक बार जब यह हटा दिया जाए, तो इसे साफ और रोगाणुरहित करने के लिए **pH 2.5** अम्लीय पानी से धोएं, फिर प्रभावित क्षेत्रों को एंटीऑक्सीडेंट्स से भरने के लिए **pH 11.5** पानी से एक और धोना करें, और अंत में ऊतक के **pH** को संतुलित करने के लिए **pH 4-6** पानी से अंतिम धोना करें।

ऊपर उल्लिखित अनुसार नियमित देखभाल का पालन करें।

कट्स, स्क्रैप्स और घावों के लिए बेसिक पानी प्रोटोकॉल

कट्स, स्क्रैप्स और खुले घाव बैक्टीरिया, वायरस और संक्रमण के लिए द्वार होते हैं। इन्हें साफ रखें, कीटाणुरहित करें और आयनाइज्ड वॉटर के साथ हीलिंग प्रक्रिया में मदद करें इस प्रकार:

- **चरण 1** - नॉन-लेटेक्स दस्ताने पहनें और किसी भी चीज़ को जो प्रभावित क्षेत्र के संपर्क में आ सकती है, **pH 2.5** अम्लीय पानी से स्टेरिलाइज़ करें।

- **चरण 2** - प्रभावित क्षेत्र को **pH 11.5** अत्यधिक क्षारीय पानी से धोएँ, ताकि अतिरिक्त तेल या सूखे तरल को हटा सकें - यह टेप या ऐडहेसिव बैंडेज से अवशेष भी हटा देता है।

- **चरण 3** - प्रभावित क्षेत्र को **pH 4-6** हल्के अम्लीय पानी के साथ 1 भाग बहुत ही हल्के नॉन-सोप क्लीनज़र और **10** भाग पानी के मिश्रण से साफ करें।

- **चरण 4** - **pH 4-6** हल्के अम्लीय पानी से अच्छी तरह से धोएँ।

- **चरण 5** - घाव, कट या स्क्रैप और आसपास के क्षेत्र को **pH 2.5** अत्यधिक अम्लीय पानी से भारी मात्रा में छिड़कें। 1 मिनट के लिए छोड़ दें, और फिर एक कपास पैड से धीरे से थपथपाकर सूखा लें।

- **चरण 6** - प्रभावित क्षेत्र को **pH 11.5** क्षारीय/एंटीऑक्सीडेंट पानी से भारी मात्रा में छिड़कें। अपनी त्वचा को हवा में सूखने दें या स्टेराइल कपास पैड से धीरे से थपथपाएँ।

- **चरण 7** - **pH 4-6** हल्के अम्लीय पानी से अच्छी तरह से छिड़कें, जो एक कांच की बोतल में रखा गया हो और एक फाइन स्प्रे मिस्ट के साथ हो।

- **चरण 8** - गॉज़ पैड या बैंडेज से ढकें।

- **चरण 9** - स्क्रैप्स और मामूली कट्स के लिए सुबह और सोने से पहले दोहराएँ। गहरे कट्स या संक्रमण की स्थिति में, दिन में **6** बार तक **Steps 2, 4** और **5** को दोहराना आवश्यक हो सकता है।

- **चरण 10** - **pH 4-6** हल्के अम्लीय पानी के साथ दिन में **2-4** बार हल्के से छिड़कें ताकि प्रभावित क्षेत्र हाइड्रेटेड रहे, लेकिन गीला न हो।

बेसिक वाटर प्रोटोकॉल फॉर एक्जिमा और सोरायसिस

सोरायसिस एक दीर्घकालिक त्वचा विकार है जिसे सामान्यतः सूजे हुए लाल धब्बों से पहचाना जाता है जो चांदी जैसी, परतदार त्वचा से ढके होते हैं जो पूरे शरीर में, अंगों और स्कैल्प सहित, दिखाई देते हैं।

सोरायसिस, एक स्थिति के रूप में, तब होता है जब प्रतिरक्षा प्रणाली सामान्य कामकाजी त्वचा कोशिकाओं को रोगजनकों के रूप में समझ लेती है, जिससे प्रतिरक्षा प्रणाली को मस्तिष्क को गलत संकेत भेजने के लिए मजबूर किया जाता है। यह प्रतिक्रिया त्वचा को अधिक मात्रा में नई त्वचा कोशिकाएँ उत्पन्न करने का कारण बनती है।

जब ऐसा होता है, त्वचा की सतह की परत सूजे हुए रूप में दिखने लगती है। सोरायसिस के पाँच प्रकार हैं; प्लाक सोरायसिस को सबसे सामान्य माना जाता है। सोरायसिस सामान्यतः त्वचा और घुटनों के कोहनी को प्रभावित करता है, इसके अतिरिक्त स्कैल्प, हाथ और पैर भी प्रभावित होते हैं।

सोरायसिस कई प्रतिरक्षा-संबंधित त्वचा स्थितियों में से एक है। यह एक बीमारी है जो जीवनभर त्वचा को प्रभावित करती है। वर्तमान समय में इसका कोई इलाज नहीं है। यह स्थिति तीव्र रूप से होने वाले फ्लेयर-अप्स का पैटर्न अपनाती है, जो आराम की अवधि के साथ बदलती रहती है।

हालांकि, सोरायसिस को विभिन्न प्राकृतिक उपचारों के माध्यम से नियंत्रित किया जा सकता है, मुख्यतः असुविधाजनक लक्षणों को कम करने के लिए। सभी-प्राकृतिक उपचार नियमित सोरायसिस दवाओं और टॉपिकल क्रीमों के विकल्प हैं। ये उपचार लक्षणों को राहत देने का एक तरीका प्रदान करते हैं बिना दवाओं और टॉपिकल क्रीमों के हानिकारक प्रभावों के:

एप्पल साइडर विनेगर वॉशेस। एप्पल साइडर विनेगर की क्षारीय गुण सोरायसिस की लालिमा और सूजन को कम करने में मदद करती हैं। आप रोज़ कम से कम तीन बार 2 कप एप्पल साइडर विनेगर के साथ स्नान करने की कोशिश कर सकते हैं, फिर स्नान करके धो लें। अंदर से त्वचा को हाइड्रेट और शांत करने के लिए 1 चम्मच एप्पल साइडर विनेगर वाले पानी का एक गिलास पीने की भी सिफारिश की जाती है।

ओटमील। ओटमील में ओट एक्सट्रैक्ट होता है, जो त्वचा पर शांत प्रभाव डालता है। ओटमील सोरायसिस के लिए एक तात्कालिक उपचार प्रदान करता

है, क्योंकि यह सूजी हुई त्वचा को शांत करता है, लेकिन इसके दिखने को कम नहीं करता।

फिश ऑइल्स। फिश ऑइल में स्वस्थ ओमेगा-3 फैटी एसिड का उच्च अनुपात होता है। ये फैटी एसिड शरीर पर एंटी-इंफ्लेमेटरी प्रभाव डालते हैं, जो प्रतिरक्षा प्रणाली को नियंत्रित करने में मदद करता है, जो बदले में, सोरायसिस के फ्लेयर-अप्स की संभावना को कम कर सकता है। भोजन के साथ दिन में दो बार दो कैप्सूल फिश ऑइल लें।

त्वचा-अनुकूल खाद्य पदार्थ। डार्क चॉकलेट, लाल और नीले बेरीज और यहां तक कि कॉफी कुछ खाद्य पदार्थ हैं जिनमें एंटी-ऑक्सीडेंट-फ्रेंडली पॉलीफेनोल्स होते हैं, जो कैंसरकारी कोशिकाओं में कोशिका मृत्यु को प्रेरित करते हैं। प्याज़ और हरी चाय में भी उपयोगी आहार फ्लेवोनोइड्स होते हैं जिन्हें क्वेरसेटिन कहा जाता है, जो प्रतिरक्षा प्रणाली को नियंत्रित करने में मदद करते हैं।

व्यायाम। यहां तक कि व्यायाम भी सोरायसिस के फ्लेयर-अप्स को नियंत्रित करने में मदद करता है। यदि आप कर सकते हैं, तो रोज़ाना कम से कम **45** मिनट तक चलें या जॉग करें। यह शरीर में रक्त परिसंचरण को बढ़ावा देने में मदद करता है और आपकी त्वचा में रक्त प्रवाह को सुधारने में मदद करता है।

आयनाइज्ड पानी और सोरायसिस

देखें कि हमारे आयनाइज्ड पानी आयनाइज़र से **pH 2.5** अम्लीय पानी का उपयोग विभिन्न सोरायसिस स्थितियों के इलाज के लिए कैसे किया जा सकता है।

- **चरण 1** - त्वचा को अत्यधिक क्षारीय पानी (**pH 11.5**) से धोएं ताकि त्वचा से अतिरिक्त तेल हटा दिया जा सके। उन क्षेत्रों को भिगोने के लिए समय निकालें जहाँ स्पष्ट "पपड़ी" बन गई हो। उस क्षेत्र को तब तक थपकाएँ जब तक वह साफ न हो जाए, लेकिन रगड़ने से बचें।
- **चरण 2** - बहुत हल्के गैर-साबुन क्लीनर और **mildly acidic** पानी (**pH 4-6**) से साफ करें।

- **चरण 3** - धीरे से pH 4-6 वाले **mildly acidic** पानी से पूरी तरह से धोएं। पूरी प्रक्रिया के बाद, एक लिंट फ्री तौलिया से धीरे से थपकाएं।

- **चरण 4** - एक कॉटन बॉल को pH 2.5 वाले मजबूत अम्लीय पानी से भिगोकर उस पर लगाएं जहाँ त्वचा टूट गई हो। यह कदम सेकंडरी स्टैफ संक्रमण के अनुबंध की संभावना को कम करने के लिए महत्वपूर्ण है। 1 मिनट के बाद, एक लिंट फ्री तौलिया से बहुत ही धीरे से थपकाएँ।

- **चरण 5** - प्रभावित क्षेत्र पर pH 11.5 वाले क्षारीय/एंटी-ऑक्सीडेंट पानी से भरी धुंध या धोने का काम करें। 2 मिनट के बाद, क्षेत्र को हवा में सूखने दें या साफ लिंट फ्री तौलिया से थपकाएँ।

- **चरण 6** - **mildly acidic** पानी (pH 4-6) से त्वचा को टोन करें, जो एक ग्लास बॉटल में भरा हुआ हो जिसमें एक फाइन स्प्रे मिस्ट हो। अपनी त्वचा को स्वाभाविक रूप से सूखने दें।

- **चरण 7** - हल्के मामलों में, सुबह और सोने से पहले दोहराएँ, अधिक गंभीर रूप से टूटे हुए त्वचा के लिए दिन में **3-4** बार दोहराएँ।

- **चरण 8** - हर **1-2** घंटे में या आवश्यकतानुसार त्वचा को अच्छी तरह से हाइड्रेटेड रखने के लिए pH 4-6 वाले **mildly acidic** पानी से स्प्रे करें। हाइड्रेशन उपचार के बीच पूरी तरह से हवा में सूखने दें।

हर्पीज टाइप 1 और 2 के लिए बेसिक वाटर प्रोटोकॉल

मौखिक या जननांग हर्पीज के लिए सबसे अच्छा उपचार पहला संकेत मिलने पर तत्काल उपचार है। त्वरित उपचार वास्तव में प्रकोप होने से पहले इसे रोक सकता है। प्रकोप को रोकने के लिए बेसिक वाटर प्रोटोकॉल का पालन करें।

- **चरण 1** - प्रारंभिक उपचार pH 2.5 वाले मजबूत अम्लीय पानी से शुरू होता है। एक कॉटन स्वैब या कॉटन पैड को भिगोकर उस त्वचा पर लगाएं जहाँ "झुनझुनाहट" का अहसास हो। त्वचा पर कम से कम 1 मिनट के लिए छोड़ें।

- **चरण 2** - प्रभावित क्षेत्रों से ऑक्सीडेटिव क्षति को हटाने के लिए pH 11.5 वाले मजबूत क्षारीय पानी का पालन करें। त्वचा पर कम से कम 1 मिनट के लिए छोड़ें या जब तक यह सूख न जाए।

- **चरण 3** - क्षेत्र को **pH 5.5** वाले **mildly acidic** पानी से स्प्रे करें और हवा में सूखने दें।
- **चरण 4** - पहले दिन के लक्षणों के दौरान हर घंटे दोहराएँ।
- **चरण 5** - यदि लक्षण जारी रहते हैं या एक प्रकोप होता है, तो इस प्रक्रिया को दिन में **6-8** बार दोहराएँ।

रैशेस और संपर्क डर्मेटाइटिस के लिए बेसिक वॉटर प्रोटोकॉल

रैशेस और संपर्क डर्मेटाइटिस प्रभावित लोगों को अत्यधिक असुविधा का कारण बनते हैं। यहां तक कि अनजाने में खरोंच लगने से भी अवांछित संक्रमण का खतरा बढ़ जाता है। इसलिए, रैशेस का जल्दी इलाज करना इसे फैलने से रोकने का एक अच्छा तरीका है। हालांकि, रैशेस तेजी से उत्पन्न हो सकते हैं जिससे उपचार के लिए केवल लाल, खुजली वाली त्वचा को कम करने का विकल्प बचता है।

- **चरण 1** - पहला कदम आमतौर पर किसी भी संभावित एलर्जन को हटाना होता है जो रैश या संपर्क डर्मेटाइटिस का कारण बन सकता है; गर्मी के रैश के मामले में त्वचा का **pH** और तापमान बदलना। एक भाग सौम्य गैर-साबुन और **10** भाग **pH 11.5** अत्यधिक क्षारीय पानी के समाधान से क्षेत्र को पूरी तरह से साफ करें।
- **चरण 2** - **pH 4-6** हल्के अम्लीय पानी से अच्छी तरह से कुल्ला करें।
- **चरण 3** - यदि कोई घाव या खुली त्वचा दिखाई दे, तो **pH 2.5** पानी का उपयोग स्प्रे बोतल या संतृप्त कपास पैड से करें।
- **चरण 4** - क्षेत्र को **pH 11.5** अत्यधिक क्षारीय पानी से भरें और फिर थपथपा कर सुखा लें।
- **चरण 5** - प्रभावित क्षेत्र को **pH 5.5** हल्के अम्लीय पानी से छिड़कें।
- **चरण 6** - दिन में **2-6** बार दोहराएं और आवश्यकतानुसार **pH 5.5** हल्के अम्लीय पानी से छिड़कें ताकि असुविधा कम हो सके।

रोसेशिया के लिए बेसिक वॉटर प्रोटोकॉल

रोसेशिया की विशेषता त्वचा की अत्यधिक लालिमा होती है, विशेषकर गालों, ठोड़ी और नाक पर। हालांकि इसे आमतौर पर इस तरह से निदान नहीं किया

जाता, रोसेशिया वास्तव में कैपिलरीज और त्वचा के ऊतक की सूजन है। यह एंटीऑक्सीडेंट युक्त, आयनित पानी से उपचार के लिए एक उत्कृष्ट उम्मीदवार बनाता है!

- **चरण 1** - अत्यधिक क्षारीय पानी pH 11.5 से एक कपास पैड से क्षेत्र को धीरे से पोंछें ताकि अतिरिक्त तेल हट सके।
- **चरण 2** - गैर-साबुन क्लींजर से साफ करें और pH 4-6 हल्के अम्लीय पानी से कुल्ला करें। एक नरम कपड़े से थपथपा कर सुखा लें।
- **चरण 3** - त्वचा को हल्के से pH 2.5 बहुत अम्लीय पानी से छिड़कें। त्वचा को हवा में सूखने दें या धीरे से थपथपाएं। यह चरण सूजन के साथ आने वाले बैक्टीरिया को नष्ट करता है।
- **चरण 4** - pH 11.5 पानी से भारी छिड़काव करें। 1 मिनट प्रतीक्षा करें, फिर थपथपाकर सुखा लें। ताजा 11.5 पानी में बहुत सारे एंटीऑक्सीडेंट होते हैं जो सूजन और इसके विनाशकारी परिणामों को उलटने में काम करते हैं। कुछ दिनों में कुछ सूजन गायब हो जाएगी।
- **चरण 5** - pH 4-6 हल्के अम्लीय पानी से त्वचा को टोन करें जो एक कांच की बोतल में रखा हो और एक अच्छे स्प्रे मिस्टर से सुसज्जित हो।
- **चरण 6** - सुबह और सोने से पहले उपरोक्त चरणों को दोहराएं।
- **चरण 7** - सामान्य रूप से मॉइश्चराइज करें। सुनिश्चित करें कि आपके फेस क्रीम में कोई पैराबेन्स, प्रोपाइलीन ग्लाइकोल, अल्कोहल, सिंथेटिक सुगंध या पेट्रोलियम उत्पाद न हों।
- **चरण 8** - दिन में कई बार pH 4-6 हल्के अम्लीय पानी से चेहरे को हल्के से छिड़कें ताकि त्वचा हाइड्रेटेड बनी रहे।

शिंगल्स के लिए बेसिक वॉटर प्रोटोकॉल

शिंगल्स तब होते हैं जब इम्यून सिस्टम चिकनपॉक्स वायरस को पूरी तरह से फ्लश नहीं कर पाता। कुछ अवशेष नर्वस सिस्टम में निष्क्रिय रहते हैं, जो वर्षों में धीरे-धीरे ताकत हासिल करते हैं। एक दिन, नर्वस सिस्टम को किसी आघात में, आपका शरीर इस वायरस को निष्क्रिय नहीं रख पाता। जब ऐसा होता है,

तो ऐसा लगता है जैसे आग की लपटें खुल गई हों। तीव्र, दर्दनाक दर्द शुरू होता है, इसके बाद एक नाराज लाल रैश और अंततः छोटे पुस्टूल दिखाई देते हैं। ये लक्षण अक्सर गंभीर होते हैं और 4-6 हफ्तों तक रहते हैं।

- **चरण 1** - झुनझुनाहट या दर्द के पहले संकेतों पर, **pH 2.5** बहुत अम्लीय पानी से पूरी तरह से छिड़कें और हवा में सूखने दें। चूंकि त्वचा पारगम्य होती है, यह कुछ ऑक्सीकरण एजेंटों को अवशोषित कर सकती है जो वायरस को नष्ट करने में मदद कर सकते हैं।
- **चरण 2** - **pH 11.5** अत्यधिक क्षारीय पानी से उपचार करें। प्रभावित क्षेत्र को भारी मात्रा में छिड़कें और हवा में सूखने दें।
- **चरण 3** - **pH 4-6** हल्के अम्लीय पानी से भारी छिड़काव से उपचार समाप्त करें।
- **चरण 4** - दर्द कम करने के लिए आवश्यकतानुसार **pH 4-6** हल्के अम्लीय पानी से प्रभावित क्षेत्र को छिड़कें।

यदि रैशेस या घाव पहले से ही प्रकट हो चुके हैं:

- **चरण 1** - प्रभावित क्षेत्र को **pH 11.5** अत्यधिक क्षारीय पानी से भारी छिड़काव करें ताकि किसी भी सूखे तरल या तेल को हटा सकें।
- **चरण 2** - क्षेत्र को 1 भाग बहुत हल्के, गैर-साबुन क्लींजर और 20 भाग **pH 11.5** अत्यधिक क्षारीय पानी से बने समाधान से साफ करें।
- **चरण 3** - **pH 4-6** हल्के अम्लीय पानी से अच्छी तरह से कुल्ला करें और थपथपा कर या हवा में सूखा लें।
- **चरण 4** - **pH 2.5** बहुत अम्लीय पानी से पूरी तरह से छिड़कें और हवा में सूखने दें।
- **चरण 5** - प्रभावित क्षेत्र को **pH 11.5** अत्यधिक क्षारीय पानी से भारी छिड़काव करें और हवा में सूखने दें।
- **चरण 6** - इसके बाद, क्षेत्र को **pH 4-6** हल्के अम्लीय पानी से भारी छिड़काव करें। त्वचा को हवा में सूखने दें या एक नरम, लिंट-फ्री कपड़े से धीरे से थपथपाएं।

- **चरण 7** - दर्द कम करने के लिए आवश्यकतानुसार **pH 4-6** हल्के अम्लीय पानी से क्षेत्र को छिड़कें।

स्वस्थ बालों के लिए

आपके बालों का स्वास्थ्य आपके समग्र स्वास्थ्य का पहला संकेत होता है। और सुंदर बाल स्वस्थ और हाइड्रेटेड स्कैल्प से शुरू होते हैं। शैम्पू, कंडीशनर और स्टाइलिंग उत्पादों की बाढ़, जो सल्फेट्स, पैराबेन्स, सिंथेटिक सुगंध और पेट्रोलियम उत्पादों से भरे होते हैं, बालों और स्कैल्प को उसकी नमी और प्राकृतिक तेलों का संतुलन छीन लेते हैं। इससे सूखे, भंगुर और सुस्त बाल और झांझर स्कैल्प का परिणाम होता है।

हालांकि, नियमित रूप से आयनित पानी का उपयोग करके इस नुकसान को सुधारा जा सकता है। यहाँ कैसे करें।

- **चरण 1** - अपने बालों को प्रभावी ढंग से शैम्पू करने का सबसे आसान तरीका वास्तव में इसे सिंक में धोना है। जब आप अपने बालों को शावर में धोते हैं, तो अधिकांश शैम्पू आपके सिर के ऊपर लगाया जाता है, जिससे स्कैल्प उस क्षेत्र में सूख जाता है जहां उत्पादों, स्टाइलिंग टूल्स और सूरज से सबसे कठोर उपचार मिलता है।

- **चरण 2** - इच्छित मात्रा में शैम्पू को **1** कप गर्म पानी के साथ मिलाएं ताकि इसे पतला किया जा सके।

- **चरण 3** - पानी का तापमान हल्का गर्म करें और अपने बालों को पूरी तरह से गीला करें। पानी उस समय एक आदर्श तापमान पर होता है जब यह गर्म होता है लेकिन इतना गर्म नहीं कि आपके आयोनाइज़र का हीट सेंसर अलार्म दे दे।

- **चरण 4** - पानी/शैम्पू मिश्रण को पूरे स्कैल्प पर समान रूप से लगाएं और बालों को संतृप्त करें। अपने स्कैल्प की मालिश करें और शैम्पू मिश्रण को बालों में काम करें।

- **चरण 5** - बालों और स्कैल्प को **pH 4-6** हल्के अम्लीय पानी से अच्छी तरह से कुल्ला करें।

- **चरण 6** - यदि आपके बाल अत्यंत सूखे या रूखे नहीं हैं तो कंडीशनर का उपयोग न करें। औसत बालों पर कंडीशनिंग इसे काफी सुस्त बना सकती है और स्टाइल करने में कठिनाई पैदा कर सकती है।
- **चरण 7** - सामान्य तरीके से स्टाइल करें।

आयनित पानी से अपने बालों को स्टाइलिश रखें

शैली टच-अप्स के लिए

शैम्पू के बीच में स्टाइल टच-अप्स के लिए, बालों को **pH 4-6** हल्के अम्लीय पानी से हल्के से छिड़कें इससे पहले कि आप फ्लैट आयरन या हेयर ड्रायर का उपयोग करें। इससे घुंघराले और सीधे बाल दोनों को पुनर्जीवित और हाइड्रेट किया जा सकेगा।

फ्रिज़ को शांत करें

यदि आपके बाल फ्रिज़ी होते हैं, तो कुछ बूँदें प्राकृतिक कंडीशनर या जेल की मिलाकर हल्के अम्लीय पानी के साथ मिश्रण करें ताकि तुरंत फ्रिज़ी बालों को शांत किया जा सके।

हीट स्टाइलिंग

जो लोग अक्सर फ्लैट आयरन, कर्लिंग आयरन या हॉट रोलर्स का उपयोग करते हैं, वे **pH 4-6** हल्के अम्लीय पानी के साथ कंडीशनिंग सीरम या स्टाइलिंग जेल की कुछ बूँदें मिलाएं। इस मिश्रण को स्टाइलिंग टूल्स का उपयोग करने से पहले अपने बालों पर हल्के से छिड़कें। यह बालों को गर्मी के सूखा प्रभाव से बचाने में मदद करता है।

बाल और स्कैल्प समस्याओं के लिए आयनित पानी

एलोपेशिया और गंजापन

ये स्थितियाँ अक्सर हार्मोन, स्कैल्प के **pH** स्तर या फंगल संक्रमणों में असंतुलन का परिणाम होती हैं। इस समस्या का मुकाबला करने के लिए, अपने स्कैल्प को **pH 4-6** हल्के अम्लीय पानी से कुल्ला करें। इसके बाद, अपने

स्कैल्प को दिन में कम से कम दो बार हल्के अम्लीय पानी से छिड़कें। उपचार को मापने योग्य परिणाम दिखाने में कुछ महीने लग सकते हैं।

डैंड्रफ और खुजली वाली स्कैल्प

स्कैल्प सोपी अवशेष, अत्यधिक स्टाइलिंग उत्पादों और हेयर ड्रायर्स से सूखने के प्रति विशेष रूप से प्रवण होता है। ये **pH** परिवर्तनों, बंद पोर्स और सूखी, खुजली वाली और सस्ती त्वचा का कारण बन सकते हैं। हल्का अम्लीय पानी इन सभी स्थितियों के लिए एक आदर्श समाधान है।

स्वस्थ आंखों के लिए

हानिकारक रसायनों, धुएं और इलेक्ट्रॉनिक उपकरणों के अधिक संपर्क ने हमारी आंखों को अधिक थका और तनावग्रस्त बना दिया है, जिससे संक्रमण और खराब दृष्टि की प्रवृत्ति बढ़ गई है। यहाँ बताया गया है कि आयनित पानी का उपयोग करके अपनी आंखों को कैसे साफ किया जा सकता है और संक्रमण से कैसे बचाया जा सकता है।

- **चरण 1** - आपको एक आंख कप की आवश्यकता होगी। आंख कप को इसके पैकेजिंग से निकालने के बाद, इसे **pH 2.5** बहुत अम्लीय पानी में 1-2 मिनट के लिए भिगोकर साफ और कीटाणु रहित करें।
- **चरण 2** - आंख कप को **pH 11.5** अत्यधिक क्षारीय पानी से अच्छी तरह से कुल्ला करें।
- **चरण 3** - कप को **pH 11.5** अत्यधिक क्षारीय पानी से भरें, पैकेज निर्देशों का पालन करें।
- **चरण 4** - कप को एक आंख के चारों ओर मजबूती से रखें, अपनी आंख को खुला रखें, अपने सिर को पीछे झुका दें और अपनी आंख को ऊपर, नीचे और साइड से देखने की तरह धीरे-धीरे घुमाएं। लगभग 1 मिनट तक ऐसा करते रहें।
- **चरण 5** - अब जब आप एक आंख समाप्त कर चुके हैं, तो पानी को बाहर फेंक दें।

- **चरण 6** - आंख कप को **pH 2.5** बहुत अम्लीय पानी से अच्छी तरह से कुल्ला करें (अपनी दूसरी आंख के लिए चरण **2-7** दोहराएं)।

आवृत्ति: स्वस्थ आंखों को बनाए रखने के लिए इस प्रोटोकॉल का पालन सप्ताह में **1-3** बार करें।

किसी भी आंख की स्थिति में सुधार के लिए, इस प्रोटोकॉल का पालन दिन में कम से कम **2** बार और **10** बार तक करें। संक्रमण की स्थिति में, एक स्टेराइल कॉटन पैड को **pH 2.5** बहुत अम्लीय पानी से संतृप्त करें और अपनी आंख पर - अपनी पलकें बंद करके - **1** मिनट के लिए रखें। फिर ऊपर बताए गए पूरे प्रोटोकॉल का पालन करें।

सावधानी: अपनी आंखों में कभी भी बहुत अम्लीय पानी का उपयोग न करें! आपकी आँसू का प्राकृतिक **pH** काफी क्षारीय होता है, इसलिए बस अपने शरीर को थोड़ा और वही दें जिसका इसका उपयोग करने के लिए डिज़ाइन किया गया है।

स्वस्थ कानों के लिए

कान की पर्दा काफी संवेदनशील होती है और नियमित कान की मैल हटाने और सफाई की तकनीकें काफी खतरनाक साबित हो सकती हैं। आइए, आयनित पानी के साथ कान साफ़ करने के बेसिक वॉटर प्रोटोकॉल का पालन करें।

निर्देश:

- **चरण 1** - एक छोटे ड्रॉपर बोतल को **pH 2.5** बहुत अम्लीय पानी से स्टरलाइज करें।

- **चरण 2** - **pH 11.5** अत्यधिक क्षारीय पानी से अच्छी तरह से कुल्ला करें।

- **चरण 3** - बोतल को भरें, ढक्कन कस कर बंद करें और लगभग **5** मिनट के लिए बहुत गर्म पानी (उबालने के लिए नहीं) के एक बर्तन में रखें।

- **चरण 4** - पानी के तापमान को अपनी कलाई के अंदर एक बूँद रखकर जांचें (जैसे बच्चे के दूध का तापमान जांचना)। यह बहुत महत्वपूर्ण है क्योंकि कुछ डिग्री ठंडा या गर्म तापमान चक्कर आना या वर्टिगो पैदा कर सकता है।

- **चरण 5** - अपने सिर को यथासंभव एक ओर झुका लें।
- **चरण 6** - अपने कान में केवल **1-2** बूँदें डालें।
- **चरण 7** - कान में कॉटन डालें और **1-5** मिनट के लिए छोड़ दें।
- **चरण 8** - अन्य कान में भी चरण **5-7** दोहराएं।

आवृत्ति:

स्वस्थ कान बनाए रखने के लिए, इस प्रोटोकॉल का पालन महीने में **1** बार से अधिक न करें। कान की मैल कानों के लिए एक प्राकृतिक सुरक्षा अवरोध प्रदान करती है; अत्यधिक सफाई सामान्य संतुलन को बिगाड़ सकती है। केवल तब सफाई करें जब आप महसूस करें कि मैल का जमाव आपकी सुनने की क्षमता को प्रभावित कर रहा है।

सामान्य जानकारी

कान की मैल एक चिकनाई युक्त पदार्थ होती है। चबाना इसका प्राकृतिक रूप से कान की नली के साथ आगे बढ़ने का तंत्र है। अत्यधिक तनाव और चिंता अत्यधिक कान की मैल उत्पादन का कारण बन सकती है।

नोट: *अपने कानों को साफ करने के लिए अत्यधिक अम्लीय पानी या छोटे वस्तुओं का उपयोग न करें।*

नासिका लवेज के लिए आयनित पानी

चूंकि आपकी नासिका की नलियाँ आपके शरीर की संभावित आक्रमणकारियों को रोकने की पहली पंक्ति हैं, म्यूकोसल लाइनिंग को स्वस्थ और जीवंत बनाए रखना आपके स्वास्थ्य को बनाए रखने के लिए महत्वपूर्ण है।

सप्लाई:

- नेटी पॉट
- दैनिक उपयोग के लिए pH 11.5 अत्यधिक क्षारीय पानी
- सक्रिय संक्रमण के दौरान उपयोग के लिए pH 2.5 बहुत अम्लीय पानी

दैनिक उपयोग के लिए निर्देश:

- **चरण 1** - अपने पानी के तापमान को इस तरह समायोजित करें कि यह आपकी त्वचा के तापमान के समान हो।
- **चरण 2** - अपने नेटी पॉट को गर्म **pH 11.5** अत्यधिक क्षारीय पानी से भरें। नासिका लवेज में अतिरिक्त हर्ब्स का उपयोग करने की आवश्यकता नहीं है।
- **चरण 3** - अपने नेटी पॉट के साथ आए निर्देशों का पालन करें।
- **चरण 4** - विपरीत नथुने के साथ दोहराएं।

आवृत्ति:

दैनिक आधार पर अत्यधिक क्षारीय पानी के साथ नेटी पॉट का उपयोग करने से एलर्जी के लक्षण - मौसमी और पुरानी दोनों - में नाटकीय रूप से सुधार होता है। pH 11.5 अत्यधिक क्षारीय पानी उपयोग करने से सूजन और जलन को कम करने के लिए बहुत सारे एंटीऑक्सीडेंट मिलते हैं, और आपके साइनस नलियों की म्यूकोसल लाइनिंग को पुनः संतुलित करते हैं। मौसमी और पुरानी एलर्जी में साइनस नलियों को उचित रूप से नम और अवशेष मुक्त बनाए रखना राहत प्रदान करता है। इस तकनीक का उपयोग आयुर्वेदिक चिकित्सा परंपरा में सैकड़ों वर्षों से किया गया है।

मौखिक स्वास्थ्य के लिए

सर्वोत्तम मौखिक स्वास्थ्य आपके समग्र कल्याण के लिए आवश्यक है। मौखिक गुहा में संक्रमण या रोग नर्वस सिस्टम में फैल सकते हैं, जिससे स्थायी क्षति या यहां तक कि मृत्यु भी हो सकती है। अपने दंत स्वच्छता प्रथाओं को आयनित पानी के साथ मजबूत करें।

- **चरण 1** - **pH 2.5** बहुत अम्लीय पानी से कुल्ला करें, अपनी जीभ को खुरचें, कुल्ला करें, फिर से खुरचें।
- **चरण 2** - **pH 2.5** बहुत अम्लीय पानी से दांत ब्रश करें, बार-बार अपने ब्रश को पानी में डुबोएं।
- **चरण 3** - फिर से **pH 2.5** बहुत अम्लीय पानी से कुल्ला करें।

- **चरण 4** - दांतों को फ्लॉस करें फिर **pH 2.5** बहुत अम्लीय पानी से कुल्ला करें।
- **चरण 5** - अंत में, **pH 9.5** पीने के पानी से कुल्ला करें।

आवृत्ति:

इस प्रोटोकॉल का पालन दिन में **1-2** बार, सुबह और सोने से पहले करें। लेकिन सोने से पहले इस दिनचर्या का पालन करना अनिवार्य है।

कोलन हाइड्रोथेरेपी के लिए

सप्लाई और उपकरण:

- ग्रेविटी फेड कोलोनिक इरिगेशन उपकरण
- **9.5** क्षारीय पानी, कमरे के तापमान से थोड़ा गर्म

निर्देश:

- **चरण 1** - अपने आपूर्ति पानी का तापमान समायोजित करें ताकि यह कमरे के तापमान से थोड़ा गर्म हो।
- **चरण 2** - अपने ग्रेविटी फेड टैंक को **pH 9.5** क्षारीय पानी से भरें।
- **चरण 3** - सामान्य भराई, रिलीज़ चक्र जारी रखें।
- **चरण 4** - पुरानी कब्ज की स्थिति में या एंटीबायोटिक्स के दौर के बाद, **pH 11.5** अत्यधिक क्षारीय पानी का अंतिम रिटेंशन भराव का उपयोग किया जा सकता है।

आवृत्ति:

कोलन हाइड्रोथेरेपी को एक आकस्मिक सफाई दिनचर्या के रूप में माना जाना चाहिए। सबसे अच्छे परिणाम आमतौर पर **3** दिनों तक लगातार किए जाने पर प्राप्त होते हैं।

सावधानी - कोलन हाइड्रोथेरेपी का अधिक उपयोग आंतरिक फ्लोरा में असंतुलन उत्पन्न करता है। आंतरिक फ्लोरा में असंतुलन बी विटामिन की

पुरानी कमी और उन अवनशील रेशों की अपर्याप्त टूटन का कारण बनता है जो लाभकारी आंत्र बैक्टीरिया के विकास और वृद्धि के लिए आवश्यक होते हैं।

खमीर संक्रमण और योनि की सूखापन के लिए

सप्लाई:

मानक ड्रश/एनीमा बैग जो किसी भी दवा की दुकान पर उपलब्ध हो

   pH 4.5 अम्लीय पानी

निर्देश:

* **चरण 1** - पानी के तापमान को त्वचा के तापमान से मिलाने के लिए समायोजित करें, फिर **9.5** सेटिंग चुनें।
* **चरण 2** - अपने बैग को लगभग **2** कप पानी से भरें जो ग्रे होज़ से निकला हो - यह लगभग **pH 4.5** होगा।
* **चरण 3** - पैकेज इनसर्ट निर्देशों के अनुसार इरिगेट करें।

आवृत्ति:

योनि खमीर संक्रमण के मामले में - **2** दिन के लिए दिन में **1-2** बार

योनि की सूखापन - सप्ताह में एक बार **1** महीने के लिए, यदि आप बेसिक वॉटर प्रोटोकॉल के अनुसार पर्याप्त पानी पी रहे हैं तो आपकी समस्या हल हो जानी चाहिए।

सावधानी - नियमित रूप से ड्रश का उपयोग न करें! ड्रश योनि का सामान्य pH संतुलन और अच्छे बैक्टीरिया की सामान्य उपस्थिति को बिगाड़ता है। इस संतुलन को बिगाड़ने से संक्रमण, अत्यधिक डिस्चार्ज, कैंडिडा और ई. कोलाई का अत्यधिक वृद्धि हो सकती है, जो कैंसर का कारण बन सकता है।

गुर्दे के विकारों के लिए

मूत्र पथ संक्रमण से लेकर गुर्दे की बीमारी और डायलिसिस तक, पानी एक महत्वपूर्ण विषय है जब बात कामकाजी गुर्दों की होती है। आयनित पानी और गुर्दे के विकारों के बारे में यहां कुछ सुझाव दिए गए हैं।

मूत्र पथ संक्रमण के लिए बेसिक वॉटर प्रोटोकॉल

अधिकांश UTI (मूत्र पथ संक्रमण) मूत्राशय में शुरू होते हैं और फिर गुर्दे तक यात्रा करते हैं। असुविधा के पहले संकेतों पर बेसिक वॉटर प्रोटोकॉल शुरू करना UTI का इलाज करने का सबसे अच्छा तरीका है। आमतौर पर, UTI तब शुरू होता है जब मूत्राशय का pH बदल जाता है। इससे बैक्टीरिया मूत्राशय की दीवारों पर चिपक जाते हैं और गुणा करने लगते हैं। आदर्श रूप से, पहले सुबह के मूत्र का pH 5.8 से 7 के बीच होना चाहिए। pH 5.5 से नीचे बैक्टीरिया के लिए आदर्श प्रजनन स्थल है। pH 7.5 से ऊपर एक स्पष्ट संकेत है कि संक्रमण हो रहा है और यह अक्सर UTI के साथ जुड़े जलन या जलन का कारण होता है।

सावधानी - संक्रमण के पहले संकेत पर इस दिनचर्या को शुरू करें। हालांकि, यदि आपके लक्षण 2-3 दिनों से अधिक समय तक बने रहते हैं या उपचार से बिगड़ते हैं, तो अपने चिकित्सक से परामर्श करें।

UTI वॉटर प्रोटोकॉल बॉडी वेट के आधार पर

अपने शरीर के वजन का 120% पानी के औंस पीएं। बेसिक वॉटर प्रोटोकॉल के लिए गणनाओं के आधार पर, प्रत्येक भोजन से पहले .75 औंस पानी का सेवन करें। शेष पानी को 8-12 औंस के ग्लास की दर से हर 1 से 1.5 जागने के घंटे में पीएं।

6 ग्लास पानी में 1 बड़ा चम्मच बिना मीठे ऑर्गेनिक क्रैनबेरी जूस कंसंट्रेट मिलाएं। क्रैनबेरी मूत्र के pH को कम करते हैं और उन यौगिकों को प्रदान करते हैं जो बैक्टीरिया को मूत्राशय की दीवारों पर चिपकने से रोकते हैं।

स्वस्थ नाखूनों के लिए

नाखूनों का फंगस एक प्रणालीगत समस्या है और इसका इलाज आंतरिक और बाहरी दोनों तरीकों से किया जाना चाहिए। फंगल स्थितियां नाखूनों को हुए नुकसान या गलत तरीके से सैनेटाइज किए गए मैनीक्योर या पेडीक्योर टूल्स से स्थानांतरित हो सकती हैं।

- **चरण 1** - हर सुबह और हर रात सोने से पहले नाखूनों, क्यूटिकल्स और आसपास की त्वचा को **pH 2.5** बहुत अम्लीय पानी से छिड़कें और इसे हवा में सूखने दें।

- **चरण 2** - फंगल संक्रमण की गंभीरता के आधार पर, आपको सप्ताह में 2-4 बार **20** मिनट के लिए गर्म **pH 11.5** अत्यधिक क्षारीय पानी के बर्तन में नाखूनों को भिगोना होगा।

- **चरण 3** - भिगोने के बाद, अपने पैरों को थपथपाकर सुखा लें या पूरी तरह से हवा में सूखने दें। फिर, नाखूनों को **pH 2.5** बहुत अम्लीय पानी से छिड़कें, और अपने पैरों को फिर से हवा में सूखने दें।

- **चरण 4** - एक प्राकृतिक एंटीफंगल जैसे चाय के पेड़, पुदीना या लैवेंडर एसेंशियल ऑयल को मॉइश्चराइज़र के रूप में लगाएं।

टिप - जुराबों और कपास के ग्लव लाइनों को pH 2.5 बहुत अम्लीय पानी में 10 मिनट या रात भर भिगोएं, इससे सूक्ष्मजीव मारे जाते हैं। जब तक फंगल नाखून पूरी तरह से ठीक नहीं हो जाते, तब तक एक ही बार में धुलाई से पहले जुराबें या ग्लव लाइनों को अधिक नहीं पहनें।

आयनित शिशु और बच्चे

यह मिथक है कि बच्चे और बच्चे पहले से ही क्षारीय होते हैं, इसलिए आयनित पानी खतरनाक या अनावश्यक है। यदि यह सच होता, तो वे बीमार नहीं होते। याद रखें कि आयनित पानी की सबसे महत्वपूर्ण विशेषता उसकी एंटीऑक्सीडेंट संपत्ति है। हम सभी निषेचन के क्षण से ऑक्सीकरण के संपर्क में हैं।

उनके छोटे शरीर वयस्क शरीर की तरह ही पर्यावरणीय और आंतरिक ऑक्सीडेटिव तनाव के संपर्क में आते हैं, बस उनका संपर्क समय कम होता है।

पानी की मात्रा निर्धारित करने के लिए समान सूत्र का उपयोग करें जो हम वयस्कों के लिए करते हैं क्योंकि मात्रा हमेशा वजन पर निर्भर होती है। क्योंकि बच्चे आमतौर पर बहुत सक्रिय होते हैं और उनके शरीर तेजी से बढ़ते हैं, वे वास्तव में प्रति पाउंड शरीर वजन के थोड़े उच्च प्रतिशत पानी का सेवन कर सकते हैं।

- गणक का उपयोग करते हुए, अपने बच्चे के शरीर के वजन को **0.65** और **0.85** से गुणा करें।

- पहला नंबर उस न्यूनतम मात्रा का प्रतिनिधित्व करता है जिसकी शरीर को हाइड्रेशन की स्थिति में पहुंचने के लिए आवश्यकता होती है। दूसरा नंबर अधिक चिकित्सा परिणामों के लिए आदर्श अधिकतम मात्रा को दर्शाता है।

- अब उस संख्या को **5** से विभाजित करें। यह संख्या **pH 9.5** आयनित पीने के पानी की आदर्श मात्रा को दर्शाती है जो एक बार में - 10 मिनट के भीतर - अधिक एंटीऑक्सीडेंट्स प्रदान करने के लिए सेवन करनी चाहिए।

बेबी फॉर्मूला

बेबी फॉर्मूला शिशुओं के लिए एक अप्राकृतिक भोजन है। जब फॉर्मूला एकमात्र विकल्प होता है, तो इसे **pH 9.5** पीने के पानी के साथ मिलाएं। इससे कुछ आवश्यक फैटी एसिड टूट जाते हैं, जिससे उन्हें अवशोषित करना आसान हो जाता है। वसा मस्तिष्क, तंत्रिका तंत्र और सेल मेम्ब्रेन के उचित विकास के लिए आवश्यक हैं।

बच्चों के लिए त्वचा देखभाल

त्वचा में जलन, रैशेस, कट, खरोंच और यहां तक कि डायपर रैश सभी विभिन्न **pH** स्तरों के आयनित पानी से उपचार के लिए अच्छे उम्मीदवार हैं।

याद रखें, त्वचा देखभाल शुरू करने के लिए कभी भी बहुत जल्दी नहीं होता। वयस्कों की तरह, आपके बच्चे की त्वचा को भी साफ और हाइड्रेटेड होना चाहिए। बेसिक स्किन केयर प्रोटोकॉल का पालन करें और **misting** को एक खेल बनाएं - बच्चों को यह पसंद आता है।

बच्चों के लिए मौखिक स्वास्थ्य प्रोटोकॉल

अपने बच्चे के पहले दांतों के साथ, मौखिक स्वास्थ्य बहुत महत्वपूर्ण है ताकि कैविटीज से बचा जा सके।

- **चरण 1** - एक शिशु टूथब्रश या नब्बी वॉश क्लॉथ को **pH 2.5** बहुत अम्लीय पानी से संतृप्त करें और दांतों और मसूड़ों को पूरी तरह से साफ करें।

- **चरण 2** - जब आपके बच्चे के अधिक दांत हों, तो धीरे-धीरे फ्लॉसिंग शुरू करें। फ्लॉस को उपयोग करने से पहले **pH 2.5** बहुत अम्लीय पानी में भिगोएं।

- **चरण 3** - टूथब्रश या कपड़े को **pH 11.5** अत्यधिक क्षारीय पानी से संतृप्त करें और दांतों और मसूड़ों को साफ करें।

- **चरण 4** - दांतों और मसूड़ों को **pH 9.5** पीने के पानी से भरे बल्ब सिरींज से धीरे से सिंचें ताकि मुँह का **pH** संतुलित हो सके।

आपके पालतू जानवरों के लिए आयनित पानी

निर्देश:

तीन बर्तनों को **pH 8.5**, **pH 9.0** और **pH 9.5** पेयजल से भरें। इन बर्तनों को उन स्थानों पर रखें जहाँ आपका पालतू आमतौर पर पानी पीता है। प्रतीक्षा करें और देखें कि आपका पालतू कौन से **pH** का पानी पसंद करता है, और उसी का उपयोग उसके पीने के पानी के रूप में करें।

पाचन और त्वचा विकार:

कई जानवर जो पाचन विकार, त्वचा विकार, परजीवी संक्रमण और गठिया से पीड़ित होते हैं, उन्हें उच्च गुणवत्ता वाले आयनित पानी के साथ पानी बदलने पर महत्वपूर्ण मदद मिली है।

त्वचा संक्रमण, रैशेस और खुजली वाली त्वचा का इलाज मानव त्वचा की तरह ही किया जाना चाहिए। यदि आप देखते हैं कि आपका पालतू अत्यधिक चाट रहा है, अपने पंजों को चबा रहा है या पंख निकाल रहा है, तो यह एलर्जी का संकेत हो सकता है। चूंकि उनके बाल, फर या पंख पराग इकट्ठा करने के लिए शानदार स्थान होते हैं, आपका पालतू अपनी स्वाभाविक स्व-देखभाल के दौरान अधिक एलर्जन्स के संपर्क में आता है। इन मामलों में, अपने पालतू को **pH 5.5** हल्के अम्लीय पानी से गीला कपड़ा 2-3 बार प्रतिदिन पोंछने या

छिड़कने तक इस व्यवहार को कम करें। एक नियमित दिनचर्या के भाग के रूप में, सप्ताह में **1-2** बार कोट को पोंछना एलर्जन्स को समस्या बनने से रोकने का एक अच्छा तरीका है।

पालतू जानवरों को नहलाने के लिए बेसिक वॉटर प्रोटोकॉल

- **चरण 1** - अपने पालतू को नहलाने के लिए **pH 4-6** पानी तैयार करें और इसे गैलन जार में संग्रहित करें जब तक कि आपके पास पर्याप्त पानी न हो, या ताजा हल्के अम्लीय पानी बनाएं। नहाने से पहले पानी को थोड़ा गर्म करें।

- **चरण 2** - शैम्पू को पानी के साथ पतला करें ताकि पालतू को पूरी तरह से थोड़ा शैम्पू के साथ धोना आसान हो। 1 चम्मच शैम्पू को **1 कप pH 11.5** पानी में मिलाएं। यह एक बहुत ही फरदार मध्यम आकार के कुत्ते के लिए पर्याप्त है।

- **चरण 3** - पूरी कोट को पतले शैम्पू मिश्रण से पूरी तरह से भिगोएं और अच्छे से झाग बनाएं।

- **चरण 4** - **pH 4-6** हल्के अम्लीय पानी से अच्छी तरह से कुल्ला करें।

- **चरण 5** - लंबे बालों वाले बिल्लियों और कुत्तों के लिए, कंडीशनिंग आवश्यक हो सकती है। 1 चम्मच कंडीशनर को **1 कप pH 4-6** हल्के अम्लीय पानी के साथ मिलाएं (एक छोटे कुत्ते के लिए पर्याप्त) और बालों को पूरी तरह से भिगोएं, कोट में मालिश करें।

- **चरण 6** - **pH 4-6** हल्के अम्लीय पानी से अच्छी तरह से कुल्ला करें।

- **चरण 7** - तौलिए से सुखाएं और ठंडी सेटिंग पर ब्लो ड्राई करें। अपने जानवरों को गर्म हवा से सूखा न करें। यह उनकी त्वचा को बहुत अधिक सूखा करता है। हमेशा उनके कान, आंखें और नाक से बचें। जानवरों को सूखी हवा और हेयर ड्रायर की आवाज से अधिक संवेदनशील होते हैं।

- **चरण 8** - कभी भी गीले जानवर को ब्रश या कंघी न करें। कोट को स्वाभाविक रूप से हवा में सूखने दें या ब्लो ड्रायर से सिर्फ गीला सूखा लें। गीला होने पर ब्रश या कंघी करने से बाल खिंच सकते हैं

131

और टूट सकते हैं। यह लंबे बालों वाले जानवरों के लिए विशेष रूप से महत्वपूर्ण है।

- **चरण 9** - नियमित ब्रशिंग और ग्रूमिंग के लिए, एक स्प्रे मिस्टिंग बोतल को **pH 4-6** हल्के अम्लीय पानी से भरें और इसका उपयोग उनके कोट को गीला करने और सामान्य रूप से ब्रश करने के लिए करें।

आंसू धब्बों के लिए बेसिक वॉटर प्रोटोकॉल

- इन हल्के रंग की कोट पर गहरे धब्बे अप्रिय और प्रबंधित करने में कठिन होते हैं। यह अक्सर **pH** असंतुलन का संकेत होता है। इसलिए, इसका समाधान आपके पालतू के पीने के पानी से शुरू होता है!
- अगला कदम आपके पालतू को पूरी तरह से नहलाना होगा।
- नहाने के लिए **pH 4-6** हल्के अम्लीय पानी तैयार करने से पहले, धब्बे वाले क्षेत्रों का उपचार **pH 11.5** अत्यधिक क्षारीय पानी से करें।
- अपने पालतू को नहलाने और ब्रश करने के बाद, प्रभावित क्षेत्र को कम से कम एक बार दैनिक रूप से पोंछें, जो कि अत्यधिक क्षारीय पानी में डूबे एक नरम कपड़े से करें। यह अंततः आंसू धब्बों को फीका करेगा और भविष्य में समस्या बनने से रोकेगा।

मौखिक स्वास्थ्य के लिए बेसिक वॉटर प्रोटोकॉल

हालांकि बिल्लियों को दांतों की सड़न और मसूड़ों की बीमारी की समस्याएँ कम होती हैं, कुत्तों को नियमित दंत देखभाल की आवश्यकता होती है।

सप्लाई:

टूथब्रश - आप मध्यम से बड़े कुत्तों के लिए नियमित वयस्क टूथब्रश, छोटे कुत्तों के लिए बच्चे का टूथब्रश या एक विशेष ब्रश उपयोग कर सकते हैं जो आपकी अंगुली पर फिट होता है। ये विशेष रूप से उन कुत्तों के लिए सहायक होते हैं जो अपने दांतों को ब्रश करने में संकोच करते हैं।

pH 2.5 बहुत अम्लीय पानी

pH 11.5 अत्यधिक क्षारीय पानी

pH 9.5 पेयजल

छोटे से मध्यम कुत्तों के लिए बल्ब सिरिंज और बड़े और एक्स्ट्रा-बड़े कुत्तों के लिए टर्की बेस्टर

निर्देश:

चरण 1 - बल्ब सिरिंज को **pH 2.5** बहुत अम्लीय पानी से भरें और पूरे मसूड़े की रेखा के साथ सिंचाई करें।

चरण 2 - टूथब्रश को **pH 2.5** बहुत अम्लीय पानी में डुबोएं। दांतों के बाहरी हिस्से को ब्रश करना शुरू करें। ब्रश को पानी में बार-बार डुबोएं। मुंह के अंदर जाने पर, अच्छे से ब्रश करें। यदि आपका पालतू नियमित ब्रशिंग के आदी नहीं है, तो आपको केवल 1 क्वाड्रेंट से शुरू करना पड़ सकता है और पूरी तरह से ब्रश करने की ओर बढ़ना पड़ सकता है।

चरण 3 - बल्ब सिरिंज को **pH 11.5** अत्यधिक क्षारीय पानी से भरें और पूरे मसूड़े की रेखा के साथ और दांतों के बीच सिंचाई करें।

चरण 4 - बल्ब सिरिंज को **pH 9.5** पेयजल से भरें और मुंह को प्राकृतिक **pH** बहाल करने के लिए सिंचाई करें।

आवृत्ति:

यदि आपके पालतू को मसूड़ों की बीमारी या दांतों की सड़न है, तो यह अनिवार्य है कि आप उनके दांतों को हर दिन ब्रश करें जब तक कि समस्या हल न हो जाए। इसमें कई सप्ताह या यहां तक कि महीने लग सकते हैं, उनकी समग्र स्वास्थ्य और बीमारी की गंभीरता के आधार पर। स्वस्थ दांतों और मसूड़ों के नियमित रखरखाव के लिए, सप्ताह में **1-2** बार ब्रशिंग पर्याप्त है।

नोट - यदि दांतों पर महत्वपूर्ण टार्टर जमा हो गया है, तो *thorough cleaning* के लिए एक अपॉइंटमेंट बनाना एक अच्छा विचार है। छोटे नस्लों को मसूड़ों की बीमारी और दांतों के नुकसान का अधिक जोखिम होता है,

इसलिए उनके दांतों को मध्यम या बड़े कुत्तों की तुलना में अधिक बार ब्रश किया जाना चाहिए। बिल्लियों को सामान्यतः केवल उम्र बढ़ने के साथ ही दांतों को ब्रश करने की आवश्यकता होती है।

निष्कर्ष

ताजा आयनित पानी पीने से, इसके माइक्रो-क्लस्टर्ड अणुओं के साथ, शरीर को अधिक एंटी-ऑक्सीडेंट शक्ति और गहरी हाइड्रेशन मिलती है। एक यूनिट का मालिक होना यह भी सुनिश्चित करता है कि आप हर दिन अपनी इच्छा अनुसार शुद्ध आयनित पानी पी सकें बिना प्लास्टिक बोतलों के कचरे या प्लास्टिक-प्रदूषित पानी पीने की चिंता किए बिना। और जनरेटर की जीवनकाल में लागत बोतलबंद या डिजाइनर पानी की तुलना में काफी कम है - प्रति गैलन केवल पैसे।

इसके अद्वितीय हाइड्रेशन के साथ, आयनित पानी पीने से अच्छा स्वास्थ्य, ऑक्सीजनन और डिटॉक्सिफिकेशन को बढ़ावा मिलता है। समग्र स्वास्थ्य और ऊर्जा केवल एक बटन के पुश पर है, न केवल आपके लिए बल्कि आपके पूरे परिवार के लिए। आयनित पानी® मशीनें आकर्षक और आधुनिक हैं, सरलता से इंस्टॉल की जा सकती हैं, और उत्कृष्ट वारंटी के साथ आती हैं। बस इसे सीधे अपने रसोई के नल से जोड़ें और अपने घर के आराम में स्वच्छ पानी का आनंद लें।

अंततः, एक यूनिट का मालिक होना आपको अन्य प्रकार के पानी से भी लाभ उठाने की अनुमति देता है जो उत्पादित किया जा सकता है।

8

सामान्यतः पूछे जाने वाले प्रश्न

क्या मेरा पेट क्षारीय पानी को एसिडिक पेट में तटस्थ कर देगा?

यह एक तार्किक निष्कर्ष प्रतीत होता है। लेकिन सामान्य शारीरिक विज्ञान के अनुसार, पेट हमेशा एसिडिक नहीं होता। पेट की परीयल कोशिकाओं से हाइड्रोक्लोरिक एसिड की रिहाई प्रोटीन और पेट की यांत्रिक खिंचाव की उपस्थिति पर होती है। पानी, शराब की तरह, पेट की परत के पार सीधे अवशोषित होता है बिना हाइड्रोक्लोरिक एसिड की रिहाई को उत्तेजित किए। इससे यह सुझाव मिलता है कि यदि कोई व्यक्ति भोजन से पहले खाली पेट पर क्षारीय पानी पीता है, तो इसे जल्दी से अवशोषित किया जाएगा और शरीर में संचारित किया जाएगा।

क्या मैं अपने पानी को क्षारीय बनाने के लिए बेकिंग सोडा का उपयोग कर सकता हूँ?

बेकिंग सोडा सोडियम बाइकार्बोनेट है। बाइकार्बोनेट शरीर का एक प्रमुख तरल बफर है। यह एक तार्किक सवाल प्रतीत होता है - वास्तव में, बाइकार्बोनेट हाल ही में एसिड रिफ्लक्स के इलाज के लिए एक नए दवा में जोड़ा गया है। हालांकि, इलेक्ट्रोलाइज्ड, आयनित पानी एक क्षारीय हाइड्रेटिंग स्रोत से कहीं अधिक है। यह एंटीऑक्सीडेंट क्षमता में समृद्ध है और माइक्रो-क्लस्टर्ड है, जिससे पानी कोशिकाओं में अधिक प्रभावी ढंग से प्रवेश करता है, और एंटीऑक्सीडेंट और क्षारीय विशेषताएँ प्रदान करता है।

हम आयनित पानी पीना कैसे शुरू करें?

आमतौर पर pH स्तर को कम (pH8 और pH9.0 के बीच) सेट करके शुरू करना और धीरे-धीरे सेवन की मात्रा बढ़ाना सामान्य होता है। 1-2 हफ्तों तक

नियमित सेवन के बाद, **pH** स्तर और सेवन की मात्रा (**pH9.0-pH9.5** के बीच) को आपके शरीर की आवश्यकताओं और शारीरिक स्थिति के आधार पर समायोजित करें। आयनित पानी ताजगी से भरा होना चाहिए। बच्चों या बुजुर्गों के लिए, **pH** स्तर को **8** पर सेट करें और **pH** बढ़ाने से पहले इसे कम से कम **3-4** सप्ताह तक रखें। शिशुओं के मामले में (लगभग **2** साल तक), चूंकि वे केवल मां का दूध या दूध ही ग्रहण करते हैं, आंतरिक गति आमतौर पर वयस्कों से अलग होती है, और आयनित पानी का उपयोग तब तक प्रोत्साहित नहीं किया जाता जब तक शिशु अधिक जटिल खाद्य पदार्थों का सेवन शुरू नहीं कर देता। किसी भी मामले में, आयनित पानी का उपयोग शिशुओं के लिए पाउडर दूध बनाने में नहीं करना चाहिए।

आयनित पानी में सफेद धुंध क्या है?

आयनित पानी में दिखाई देने वाली सफेद धुंध इलेक्ट्रोलिसिस के माध्यम से हाइड्रोजन गैस के रिहाई का परिणाम है, और यह कोई समस्या नहीं उत्पन्न करता। यदि आप गिलास को थोड़ी देर के लिए आराम देते हैं, तो सफेद धुंध गायब हो जाएगी। **2002** के दिसंबर में जापान फंक्शनल वॉटर एसोसिएशन की बैठक में प्रस्तुत अनुसंधान ने यह रिपोर्ट किया कि आयनित पानी शरीर में लिपिड के ऑक्सीकरण को नियंत्रित करने में प्रभावी है। यह भी रिपोर्ट किया गया कि कोलाइडल स्थिति में मौजूद घुलित हाइड्रोजन की गतिविधि सक्रिय हाइड्रोजन की तुलना में अधिक होती है।

शरीर के पास कई बफर सिस्टम हैं, क्यों मुझे आयनित क्षारीय पानी से फर्क अपेक्षित करना चाहिए?

यह एक उत्कृष्ट सवाल है जो शरीर के प्रमुख बफर सिस्टम की तार्किक पहचान को दर्शाता है। उत्तर शरीर के अंतर्निहित, निर्मित बफर सिस्टम को समर्थन देने में निहित है। याद रखें, फेफड़े रक्त के **pH** को जल्दी से बफर करते हैं जब वे श्वसन दर को बदलते हैं। किडनी रक्त को बफर करती है हाइड्रोजन आयनों को मूत्र में निकालकर और बाइकार्बोनेट को रक्त में पुनः अवशोषित करके। तरल बफर जैसे बाइकार्बोनेट और प्रोटीन बहुत धीरे-धीरे काम करते हैं। न तो किडनी

और न ही तरल बफर लंबे समय तक प्रबंधित करने के लिए डिज़ाइन किए गए थे, खासकर जब हमारे शरीर में अत्यधिक एसिडिक स्थितियाँ होती हैं, जो खराब आहार, विषाक्त पर्यावरणीय संपर्क, और अत्यधिक तनाव के कारण होती हैं। क्षारीय पानी, जो कुछ प्राकृतिक खाद्य पदार्थों के **pH** से मिलता-जुलता है, इन चुनौतियों का सामना करने में मदद कर सकता है।

क्या मुझे पेट के पाचन को सहारा देने के लिए pH 2.5 पानी पीना चाहिए, विशेष रूप से प्रोटीन का?

नहीं। जब आप एक आयनाइज़र द्वारा उत्पन्न पानी पीते हैं, तो इलेक्ट्रोलिसिस की प्रक्रिया अपने रसायन विज्ञान के द्वारा क्षारीय पानी में इलेक्ट्रॉनों को जोड़ती है और एसिडिक पानी से उन्हें हटा देती है। इसलिए, इलेक्ट्रोलिसिस से उत्पन्न एसिडिक पानी ऑक्सीकरण करता है। जब इसे ऑक्सीकरण रिडक्शन पोटेंशियल मीटर के साथ मापा जाता है, तो यह सकारात्मक (ऑक्सीकरण) के रूप में मापेगा। यही गुण एसिडिक पानी को बैक्टीरियासीडल बनाता है। ऑक्सीकरण उत्पाद, यहां तक कि पानी, शरीर में नहीं होना चाहिए क्योंकि वे स्वस्थ ऊतकों को सीधे नुकसान पहुंचा सकते हैं। कोई भी हाइड्रोजन पेरोक्साइड पीने की सिफारिश नहीं करेगा - इसका ऑक्सीकरण प्रभाव समान होता है और स्वस्थ ऊतकों को नुकसान पहुंचा सकता है। कुछ चिकित्सा पेशेवरों ने त्वचा पर हाइड्रोजन पेरोक्साइड के अक्सर उपयोग के खिलाफ चेतावनी दी है क्योंकि यह न केवल बैक्टीरिया को नष्ट करता है बल्कि स्वस्थ ऊतकों को भी नुकसान पहुंचा सकता है, अगर अत्यधिक उपयोग किया जाए। पाचन में सहायता के लिए आप कुछ आसान चीजें कर सकते हैं: जब आप खा रहे हों तो धीमा चलें और हर काट को अच्छी तरह चबाएं। चबाने से लार की रिहाई उत्तेजित होती है और खाद्य पदार्थ को छोटे टुकड़ों में तोड़ने के लिए यांत्रिक दबाव लागू होता है। भोजन को तब निगलें जब यह गाढ़ा हो जाए। उदाहरण के लिए, यदि आप मूँगफली खाते हैं, तो उन्हें मूँगफली का मक्खन जैसी स्थिरता तक चबाएं। पौधों पर आधारित आहार अधिक खाएं और कम फाइबर, प्रसंस्कृत खाद्य पदार्थों से बचने की कोशिश करें जो वसा, मक्का सिरप और अन्य कृत्रिम एजेंटों से भरे होते हैं। छोटे भोजन खाएं। केवल उतना ही खाएं जितना आपको आवश्यकता

हो। हमने बढ़ते समय सुना है कि हमें अपने प्लेट पर सब कुछ खत्म करना चाहिए। जबकि यह अच्छा सलाह है, अगर आपकी प्लेट बहुत भर गई है तो यह स्वस्थ नहीं है।

क्या मुझे एसिड रिफ्लक्स को तटस्थ करने के लिए 11.5 pH पानी पीना चाहिए?

नहीं, **pH 9.5** पानी बेहतर होगा। जबकि यह तरीका लक्षणों को राहत देने में मदद कर सकता है, यह शरीर की शारीरिक प्रणाली की मूल समस्या को संबोधित नहीं करता है। मेरी सिफारिश है कि आप एसिड रिफ्लक्स के अनुभाग में प्रस्तुत विचारों का पालन करें। हमेशा रोग और विकृति के मूल कारण को संबोधित करने की कोशिश करें। हमारी शारीरिक प्रणाली को शॉर्टकट देना आपदा का प्रिस्क्रिप्शन है।

क्या शिशु क्षारीय पानी पी सकते हैं?

सच्चा सवाल यह है कि शिशुओं को क्या पीना चाहिए और क्यों? शारीरिक विज्ञान और प्रकृति ने इस सवाल का उत्तर दिया है। शिशुओं को आदर्श रूप से अपनी माताओं से दूध पाना चाहिए। दूध उत्पादन की प्रक्रिया, जहां पोषक तत्वों को मां से उसकी मां के दूध में स्थानांतरित किया जाता है ताकि उसके युवा के लिए सर्वोत्तम गुणवत्ता के पोषक तत्व प्रदान किए जा सकें, शिशुओं के लिए एक आदर्श भोजन बनाता है। कुछ मामलों में माताएँ दूध पिलाने में असमर्थ होती हैं, जिसके कारण फ़ॉर्मूला के साथ पूरकता की आवश्यकता होती है। चूंकि मां के दूध का **pH 7.2** से **7.4** तक होता है, इसलिए यह तार्किक है कि इस **pH** रेंज में आयनित पानी फ़ॉर्मूला को फिर से तैयार करने के लिए आदर्श है क्योंकि यह टैप वॉटर में पाए जाने वाले संदूषक और क्लोरीन से मुक्त है।

मेरे डॉक्टर को आयनित पानी के बारे में सुनने के लिए कैसे राजी करूं?

पहले, अपने डॉक्टर के समय का सम्मान करें। दूसरा, यदि आपको समय मिलता है, तो **ORP** (ऑक्सीकरण-उम्रण पोटेंशियल) या पानी की हाइड्रेटिंग विशेषताओं को दर्शाने वाला एक अच्छी तरह से तैयार किया गया **60** सेकंड का प्रदर्शन प्रस्तुत करें। तीसरा, और सबसे महत्वपूर्ण, डॉक्टर वैज्ञानिक प्रमाण देखना चाहते

हैं ताकि उन्हें आश्वस्त किया जा सके कि जो बताया जा रहा है वह केवल आपकी व्यक्तिगत गवाही नहीं है, खासकर यदि आप चिकित्सा डिग्री के साथ साथी नहीं हैं। यही कारण है कि मैंने यह किताब लिखी। मैं चाहता था कि अपने साथियों की मदद कर सकूं और उनके एक्सपोज़र प्रक्रिया को सरल बनाऊं। अपने व्यक्तिगत अनुभव की कहानियों में उलझें नहीं; यह उन आलोचनात्मक विचारकों को बंद कर देगा जो प्रमाण की तलाश कर रहे हैं। गवाही को संक्षेप में रखें और अपने गवाही का समर्थन करने वाले विज्ञान को जोर दें।

आयनित पानी मेरी एथलेटिक प्रदर्शन में कैसे मदद कर सकता है?

व्यायाम के दौरान मेटाबोलिक एसिड का निर्माण होता है। इनमें से बहुत से एसिड श्वसन द्वारा हटा दिए जाते हैं लेकिन विशेष रूप से मांसपेशियों में लैक्टिक एसिड का निर्माण होता है जो थकावट का योगदान करता है और प्रदर्शन को बाधित करता है। सक्रिय हाइड्रोजन युक्त पानी पीने से, कोशिकीय ऑक्सीडेटिव तनाव को जल्दी से कम किया जा सकता है, एसिडिक अपशिष्ट जैसे लैक्टिक एसिड को तटस्थ किया जा सकता है और तनावग्रस्त कोशिकाएँ जल्दी से पुनः हाइड्रेट हो सकती हैं। पानी कोशिकीय श्वसन का एक आवश्यक घटक है और यह व्यायाम के लिए सबसे महत्वपूर्ण है। *कोच जो अपनी टीम को केवल आयनित पानी पीने के लिए निर्देश देते हैं, एक बुद्धिमान कोच हैं और उन्हें अभ्यास और प्रतिस्पर्धा दोनों के दौरान एथलीट की बेहतर रिकवरी देखने को मिलेगी। मुझे विश्वास है कि आयनित पानी इस सदी का सबसे अच्छा खेल पोषण पूरक है।*

क्या कोई सरल तरीका है यह समझाने का कि आयोनित जल कैसे पुरानी बीमारियों में सुधार कर सकता है?

- आक्सीकरणीय संरचनात्मक क्षति से कोलेजन क्रॉस-लिंक की लचीलापन कम हो जाती है और त्वचा की लोच कम होती है जिससे झुर्रियां बढ़ती हैं
- आक्सीकरणीय संरचनात्मक क्षति से इलास्टिन प्रोटीन को नुकसान होता है, जिससे धमनियों की दीवारें कठोर हो जाती हैं और उच्च रक्तचाप होता है

- आक्सीकरणीय संरचनात्मक क्षति से धमनियों की दीवारों की आंतरिक परत को नुकसान होता है, जिससे एथेरोस्क्लेरोसिस होता है

- आक्सीकरणीय संरचनात्मक क्षति से डीएनए/आरएनए को नुकसान होता है, जिससे उत्परिवर्तन होते हैं और मरम्मत की प्रक्रिया अक्षम हो जाती है और कैंसर होता है

- आक्सीकरणीय संरचनात्मक क्षति से इंसुलिन रिसेप्टर को नुकसान होता है, जिससे मधुमेह होता है

आयोनित जल आक्सीकरणीय संरचनात्मक क्षति को रोक सकता है, जिससे आपको कई पुरानी बीमारियों से सुरक्षा मिलती है।

एक अच्छा जल आयनीकार (वॉटर आयोनाइज़र) चुनते समय किन बातों का ध्यान रखना चाहिए?

जब आप आयनीकार का चयन करें, निम्नलिखित बिंदुओं को ध्यान में रखना सहायक हो सकता है:

- उच्च गुणवत्ता वाला उत्पाद सबसे सस्ता नहीं होगा। अपनी सेहत में निवेश करने के लिए तैयार रहें।

- एक ऐसे विक्रेता का चयन करें जिसका पहले से स्थापित रिकॉर्ड हो। नए विक्रेताओं से सावधान रहें।

- गुणवत्ता सुनिश्चित करने के लिए उद्योग पुरस्कारों और प्रमाणपत्रों की जाँच करें।

- आयनीकार की लागत और गुणवत्ता का बड़ा हिस्सा उसके अंदरूनी भाग में होता है। जैसे, प्लेटिनम-लेपित टाइटेनियम प्लेट्स जिनका सतही क्षेत्र बड़ा होता है, बेहतर जल का उत्पादन करते हैं और लंबे समय तक चलते हैं।

- सस्ते उपकरण बहुत धीमी गति से पानी छोड़ते हैं।

- कई सस्ते उपकरणों की वारंटी कठोर पानी वाले क्षेत्रों में इस्तेमाल होने पर अमान्य हो जाती है (अमेरिका के **80%** हिस्सों में कठोर पानी होता है)।

- सभी उपकरण क्षारीय और अम्लीय पानी बनाते हैं। लेकिन ऐसा आयनीकार चुनें जो **2.6** या उससे कम पीएच वाला मजबूत अम्लीय पानी बना सके ताकि आपको इसके बैक्टीरिसाइडल लाभ मिल सकें।

- वारंटी, वापसी नीतियों और ग्राहक सहायता जैसी जानकारियों पर शोध करें।

- इंटरनेट पर मिली कुछ आलोचनाओं से सावधान रहें। इनमें अक्सर कोई विश्वसनीय वैज्ञानिक आधार नहीं होता और इन्हें पूर्वाग्रहित व्यक्ति लिखते हैं जिनका कोई लाभार्थ होता है।

- खरीदारी से पहले शिक्षित बनें। प्रदर्शनियों में जाएँ और जितना हो सके सीखें। उस मॉडल के मालिकों से बात करें जिसे आप खरीदने की सोच रहे हैं और उनकी प्रतिक्रिया लें।

- ज्यादातर इकाइयां प्रत्यक्ष बिक्री विपणन के माध्यम से बेची जाएंगी। इसे स्थानीय बड़े स्टोरों की शेल्फ पर नहीं पाएंगे।

- किसी भी विक्रेता से सावधान रहें जो आपको अपनी इकाई खरीदने के लिए कुछ बेचने का बाध्य करता है। कंपनी के वितरक बनना वैकल्पिक होना चाहिए।

- आयनीकार को खनिज युक्त पानी की आवश्यकता होती है ताकि वह लाभकारी गुणों का निर्माण कर सके। यदि आपका स्रोत जल खनिज रहित है, तो आपकी इकाई सही तरीके से काम नहीं करेगी जब तक आप उसमें खनिज नहीं मिलाते।

- आपके स्रोत जल के आधार पर, आप आयनीकार के फिल्टर की उम्र बढ़ाने और फ्लोराइड या अन्य संदूषकों जैसे संभावित मुद्दों से निपटने के लिए पूर्व-फिल्टर खरीदना चाह सकते हैं।

- आम तौर पर, कठोर पानी बेहतर आयन और सबसे अच्छे ओआरपी मान प्रदान करता है। इसे नरम जल आपूर्ति से बेहतर माना जाता है। लेकिन यदि आपका पानी बहुत कठोर है, तो यह आयनीकार की प्लेटों पर कैल्शियम जमा कर सकता है (जैसा आप अपने शॉवर और सिंक में देखते हैं)।

- ओआरपी मान तेजी से गिरते हैं। आयनीकृत पानी का गिलास भरें और उसे तुरंत पी लें। प्लास्टिक की बोतलों में संग्रहित होने पर, ओआरपी मान आमतौर पर **24** घंटों में **50** प्रतिशत तक गिर जाता है, और **48** घंटों में अपनी मूल स्थिति में लौट आता है। माइक्रो-क्लस्टरिंग फीचर्स और पीएच मान अधिक धीरे-धीरे गिरते हैं, जो पानी के गर्मी और रोशनी के संपर्क पर निर्भर करते हैं। उच्च गुणवत्ता वाली मशीन में निवेश करके, आप शुरुआत में उच्च ओआरपी पानी बनाएंगे, जिससे यह अपने ओआरपी मान को अधिक समय तक बनाए रखेगा।

- अच्छे ओआरपी मीटर और पीएच मीटर के साथ, आप यह निर्धारित करने के लिए अपना स्वयं का परीक्षण कर सकते हैं कि आपके स्रोत जल और मशीन के साथ पानी के विभिन्न गुण कितने समय तक रहते हैं।

9

आयनीकृत क्षारीय जल पर वैज्ञानिक अनुसंधान अध्ययन

क्षारीय आयनीकृत पानी के शारीरिक प्रभाव: आंतरिक किण्वन द्वारा उत्पादित मेटाबोलाइट्स पर प्रभाव

लेखक: ताकाशी हयाकावा, चिको तुशिया, हिसानोरी ओनोडा, हिसायो ओकोउची, हारुल-टो त्सुगे (गिफू विश्वविद्यालय, इंजीनियरिंग संकाय, खाद्य विज्ञान विभाग)

हमने पाया कि क्षारीय आयनीकृत पानी (AIW) का दीर्घकालिक सेवन चूहों में कीकशिकीय किण्वन को कम करता है जिन्हें अत्यधिक किण्वनीय वाणिज्यिक आहार (MF: ओरिएंटल यीस्ट कंपनी, लिमिटेड) दिया गया था। इस प्रयोग में, चूहों को MF और परीक्षण पानी (नल का पानी, pH 9 और 10 के साथ AIW) लगभग 3 महीने के लिए दिया गया। मल 57वें दिन एकत्र किए गए, और चूहों का विघटन 88वें दिन किया गया। ताजे मल और कीकशिकीय सामग्री में अमोनियम की मात्रा के साथ-साथ मल में फ्रीग्लूकोज की मात्रा AIW समूह के लिए घटने की प्रवृत्ति थी। अधिकांश मामलों में, कीकशिकीय सामग्री में फ्री-एमिनो एसिड की मात्रा में कोई महत्वपूर्ण अंतर नहीं था, सिवाय सिस्टीन (pH 10 के साथ AIW में घटित) और आइसोलेयूसिन (pH 10 के साथ AIW में बढ़ी हुई) के।

परीक्षणों का उद्देश्य

क्षारीय आयनीकृत पानी इलेक्ट्रोलाइजर्स को 1965 में जापान के स्वास्थ्य और कल्याण मंत्रालय द्वारा चिकित्सा उपकरण के रूप में स्वीकृत किया गया था जो चिकित्सा पदार्थों का उत्पादन करते हैं। इस उपकरण द्वारा उत्पादित क्षारीय

आयनीकृत पानी (AIW) को आंत्र किण्वन, पुराने दस्त, पाचन विकार और हाइपरक्लोरिया के खिलाफ प्रभावी माना जाता है साथ ही पेट के एसिड को नियंत्रित करने के लिए भी। यह मुख्यतः आधिकारिक कैल्शियम हाइड्रॉक्साइड की प्रभावशीलता पर आधारित है। कुछ परीक्षण परिणामों के आधार पर, जब AIW को चूहों को अत्यधिक आंत्र किण्वन की स्थिति में दी जाती है, तो AIW सेवन आंत्र किण्वन को रोकने के लिए प्रभावी होता है, जहाँ इसका स्तर उच्च होता है, जिसमें AIW की प्रभावशीलता की पुष्टि की गई है जो कीकशिकीय हाइपरट्रॉफी के खिलाफ काम करती है और किण्वन का मुख्य उत्पाद, शॉर्ट-चेन फैटी एसिड की मात्रा को कम करती है। हमने रिपोर्ट किया है कि यह कैल्शियम स्तर और pH के बीच के सहयोग के कारण है, और आंत्र में कुछ एरोबिक बैक्टीरिया की पहचान की संभावना AIW समूहों में अन्य समूहों की तुलना में अधिक होती है, हालांकि आंत्र में बैक्टीरिया की संख्या में कोई महत्वपूर्ण अंतर नहीं है।

इन परिणामों के आधार पर, हमने यह निर्णय लिया कि AIW का सेवन असामान्य आंत्र किण्वन के खिलाफ प्रतिबंधक तंत्र के एक भाग का समर्थन करता है, जो क्षारीय आयनीकृत पानी इलेक्ट्रोलाइजर्स के प्रभावकारिता के दावों में से एक है। दूसरी ओर, निम्न आंत्र किण्वन की आहार स्थिति में, AIW का सेवन किण्वन को रोकता हुआ प्रतीत नहीं होता है, जिससे हमें लगता है कि AIW का सेवन हाइपरफरमेंटेशन स्थिति का विशेष लक्षण है। आंत्र किण्वन द्वारा उत्पादित मेटाबोलाइट्स में शॉर्ट-चेन फैटी एसिड और लैक्टिक एसिड जैसे कार्बनिक अम्लों के अलावा इंडोल और स्काटोल जैसे विषैले मेटाबोलाइट्स शामिल हैं, जैसे अमोनियम, फेनोल और पी-क्रेसोल। हमें नहीं पता कि AIW का सेवन इन पदार्थों के उत्पादन को कैसे प्रभावित करेगा। इस प्रयोग में, हमने अमोनियम उत्पादन पर परीक्षण किया जैसा कि निम्नलिखित खंडों में समझाया गया है।

परीक्षण विधियाँ

चार-सप्ताह पुराने पुरुष Wistar/ST क्लीन चूहे जापान SLC कंपनी, लिमिटेड से खरीदे गए थे और प्रारंभिक प्रजनन के बाद 8 के 3 समूहों में विभाजित किए

गए। pH 9 और 10 के **AIW** को **Omco** कंपनी, लिमिटेड द्वारा **Mineone ROYAL NDX3 1 OH** इलेक्ट्रोलाइज़र से उत्पादित किया गया। यह मॉडल कैल्शियम लैक्टेट जोड़ा गया पानी का इलेक्ट्रोलाइज करके **AIW** का उत्पादन करता है। परीक्षण के अंतिम दिन, चूहों का **Nembutal** एनेस्थेसिया के तहत विघटन किया गया ताकि दिल से हीपरिन-ट्रीटेड सिरींज द्वारा रक्त लिया जा सके। उनके अंगों में, छोटी आंतें, कीकशिका और कोलन तथा मलाशय को प्रत्येक से निकाला गया। कीकशिका को तौलने और सामग्री हटाने के बाद फिजियोलॉजिकल सलाइन से साफ किया गया, और नमी को पोंछने के बाद ऊतक वजन मापा गया। कीकशिकीय सामग्री के कुछ हिस्से का **pH** मापा गया, और शेष को अमोनियम सांद्रता का विश्लेषण करने के लिए उपयोग किया गया। ताजे मल और कीकशिकीय सामग्री में अमोनियम की मात्रा को नेस्लर विधि द्वारा मापा गया, नमूनों को **Conway** के माइक्रो-डिफ्यूजन कंटेनर का उपयोग करके एकत्र किया गया। मल में फ्रीग्लूकोज को गर्म पानी द्वारा निष्कर्षण के बाद ऑक्सीजन विधि द्वारा मापा गया। कीकशिकीय सामग्री में फ्री एमिनो एसिड का विश्लेषण वाटर्स पिको टैग एमिनो एसिड विश्लेषण प्रणाली द्वारा किया गया।

परीक्षण परिणाम और विश्लेषण

चूहों के वजन बढ़ने, पानी और आहार की सेवन और खाने की दक्षता में कोई अंतर नहीं पाया गया, न ही किसी विशेष भिन्नता की पहचान की गई। छोटी आंतें और कोलन तथा मलाशय की लंबाई **AIW** समूहों में घटने की प्रवृत्ति थी। कीकशिकीय सामग्री का **pH** मूल्य उच्च था और **AIW** समूहों में मल में फ्री-ग्लूकोज की मात्रा नियंत्रण समूह की तुलना में कम थी। चूंकि मल की निकासी में कोई अंतर नहीं था, इसलिए प्रति दिन निकाली गई फ्री-ग्लूकोज की मात्रा कम स्तर पर थी। जब आंत्र किण्वन अधिक तीव्र होता है, तो मल में निकाली गई फ्री-ग्लूकोज की मात्रा अधिक होती है, जो यह संकेत देती है कि **AIW** समूहों में आंत्र किण्वन अधिक दबाया गया है। कीकशिकीय सामग्री में अमोनियम सांद्रता **AIW** समूहों में घटने की प्रवृत्ति थी (चित्र 1)। यह प्रवृत्ति **AIW** समूह के ताजे मल में **pH 10** के साथ सबसे स्पष्ट थी (चित्र 2)। **AIW**

सेवन अमोनियम उत्पादन के खिलाफ प्रतिबंधात्मक पाया गया। बड़े आंत्र में एमिनो एसिड की गतिशीलता का अध्ययन करने के लिए, हमने कीकशिकीय सामग्री में फ्री एमिनो एसिड का परीक्षण किया और पाया कि AIW समूहों में सिस्टीन स्तर कम था जबकि pH 10 के साथ AIW समूह में आइसोलेयूसिन स्तर उच्च था, हालांकि अन्य एमिनो एसिड के लिए कोई महत्वपूर्ण अंतर नहीं पाया गया।

ग्रंथसूची

1. "क्षारीय आयनीकृत पानी का सत्यापन" जीवन जल संस्थान, मेटामोर प्रकाशन कंपनी, 1994, पृष्ठ 46।
2. "जापान के आधिकारिक औषधीय दिशा-निर्देश, खंड II" जापान पब्लिक डॉक्यूमेंट्स एसोसिएशन, हिरोकावा प्रकाशन कंपनी, 1996।
3. "कार्यात्मक जल का विज्ञान और प्रौद्योगिकी" (भाग) ताकाशी हयाकावा, हारुहिटो त्सुगे, संपादित जल विज्ञान संस्थान, 1999, पृष्ठ 109-116।
4. "क्षारीय आयनीकृत पानी के बुनियादी सिद्धांत और प्रभावी उपयोग" ताकाशी हयाकावा, हारुहिटो त्सुगे, संपादक तेत्सुजी हे कुदौ, जापान मेडिकल कांग्रेस के 25वें सामान्य अधिवेशन 'चिकित्सा उपचार में कार्यात्मक जल', प्रशासनिक कार्यालय, 1999, पृष्ठ 10-11।

पर्याप्त तरल प्रतिस्थापन हाइड्रेशन को बनाए रखने में मदद करता है और नियमित शारीरिक गतिविधि में भाग लेने वाले व्यक्तियों के स्वास्थ्य, सुरक्षा और इष्टतम शारीरिक प्रदर्शन को बढ़ावा देता है।

मेडिकल साइंस स्पोर्ट्स एक्सरसाइज, जनवरी 1996; 28(1): I-vii।

अमेरिकन कॉलेज ऑफ स्पोर्ट्स मेडिसिन का आधिकारिक रुख: व्यायाम और तरल प्रतिस्थापन।

कॉनवर्टिनो वीए, आर्मस्ट्रांग एलई, कोयल ईएफ, मैक जीडब्ल्यू, सावका एमएन, सेनय एलसी जूनियर, शेरमैन डब्लूएम।

अमेरिकन कॉलेज ऑफ स्पोर्ट्स मेडिसिन की स्थिति यह है कि पर्याप्त तरल पदार्थ का सेवन हाइड्रेशन को बनाए रखने में मदद करता है और इस प्रकार नियमित शारीरिक गतिविधि में भाग लेने वाले व्यक्तियों की स्वास्थ्य, सुरक्षा, और उत्तम शारीरिक प्रदर्शन को प्रोत्साहित करता है। यह स्थिति बयान तरल पदार्थ के प्रतिस्थापन पर विज्ञान साहित्य की व्यापक समीक्षा और व्याख्या पर आधारित है जो व्यायाम प्रदर्शन और निर्जलीकरण और हाइपरथर्मिया से जुड़े तापीय चोट के जोखिम पर प्रभाव डालता है।

सामान्य सिफारिशें

उपलब्ध साक्ष्यों के आधार पर, अमेरिकन कॉलेज ऑफ स्पोर्ट्स मेडिसिन व्यायाम या एथलेटिक प्रतियोगिता के लिए तैयारी, व्यायाम के दौरान, और बाद में सेवन किए जाने वाले तरल पदार्थ की मात्रा और संरचना पर निम्नलिखित सामान्य सिफारिशें करता है:

- यह सिफारिश की जाती है कि व्यक्ति एक पोषण-संतुलित आहार का सेवन करें और एक इवेंट के **24** घंटे के दौरान पर्याप्त तरल पदार्थ पिएं, विशेष रूप से उस अवधि के दौरान जिसमें व्यायाम से पहले का भोजन शामिल है, ताकि व्यायाम या प्रतियोगिता से पहले उचित हाइड्रेशन को बढ़ावा मिल सके।
- यह सिफारिश की जाती है कि व्यक्ति व्यायाम से लगभग **2** घंटे पहले लगभग **500** मिलीलीटर (लगभग **17** औंस) तरल पदार्थ पिएं ताकि उचित हाइड्रेशन को प्रोत्साहित किया जा सके और अतिरिक्त सेवन किए गए पानी के उत्सर्जन के लिए समय मिल सके।
- व्यायाम के दौरान, एथलीटों को जल्दी और नियमित अंतराल पर तरल पदार्थ पीना शुरू करना चाहिए ताकि पसीने के माध्यम से खोए गए सभी पानी (यानी, शरीर का वजन कम होना) को प्रतिस्थापित करने के लिए पर्याप्त दर पर तरल पदार्थ का सेवन किया जा सके, या अधिकतम मात्रा का सेवन किया जा सके जिसे सहन किया जा सके।
- यह सिफारिश की जाती है कि सेवन किए गए तरल पदार्थ वातावरणीय तापमान [**15** डिग्री से **22** डिग्री **C** (**59** डिग्री से **72** डिग्री **F**)] से ठंडे

और स्वादयुक्त हों ताकि स्वाद को बढ़ावा दिया जा सके और तरल पदार्थ प्रतिस्थापन को प्रोत्साहित किया जा सके। तरल पदार्थ आसानी से उपलब्ध होना चाहिए और ऐसे कंटेनरों में परोसा जाना चाहिए जो उचित मात्रा में तरल पदार्थ को आसानी से और न्यूनतम व्यायाम की रुकावट के साथ सेवन करने की अनुमति देते हैं।

- 1 घंटे से अधिक अवधि के व्यायाम के लिए तरल प्रतिस्थापन समाधान में उचित मात्रा में कार्बोहाइड्रेट और/या इलेक्ट्रोलाइट्स को जोड़ना सिफारिश की जाती है क्योंकि यह पानी के शरीर में वितरण को महत्वपूर्ण रूप से बाधित नहीं करता और प्रदर्शन को बढ़ा सकता है। 1 घंटे से कम अवधि के व्यायाम के दौरान, कार्बोहाइड्रेट-इलेक्ट्रोलाइट ड्रिंक और साधारण पानी के बीच फिजियोलॉजिकल या फिजिकल प्रदर्शन में कोई महत्वपूर्ण अंतर के सबूत नहीं हैं।

- 1 घंटे से अधिक की तीव्र व्यायाम के दौरान, कार्बोहाइड्रेट्स को 30-60 ग्राम प्रति घंटा की दर पर सेवन करने की सिफारिश की जाती है ताकि कार्बोहाइड्रेट्स का ऑक्सीडेशन बनाए रखा जा सके और थकावट को विलंबित किया जा सके। यह कार्बोहाइड्रेट सेवन की दर बिना तरल पदार्थ वितरण को प्रभावित किए 600-1200 मिलीलीटर प्रति घंटा की दर पर 4%-8% कार्बोहाइड्रेट्स (ग्राम प्रति 100 मिलीलीटर) वाले समाधान पीने से प्राप्त की जा सकती है। कार्बोहाइड्रेट्स चीनी (ग्लूकोज या सुक्रोज) या स्टार्च (उदाहरण के लिए, माल्टोडेक्सट्रिन) हो सकते हैं।

- 1 घंटे से अधिक की अवधि के व्यायाम के दौरान रिहाइड्रेशन समाधान में सोडियम (0.5-0.7 ग्राम प्रति लीटर पानी) को शामिल करना सिफारिश की जाती है क्योंकि यह स्वाद को बढ़ावा देने, तरल पदार्थ की रोकथाम को प्रोत्साहित करने और कुछ व्यक्तियों में अत्यधिक मात्रा में तरल पदार्थ पीने की स्थिति में हाइपोनेट्रेमिया को संभावित रूप से रोकने में लाभकारी हो सकता है। अगर पिछले भोजन से सोडियम पर्याप्त मात्रा में उपलब्ध है तो आंत्र पानी अवशोषण को बढ़ाने के लिए मौखिक रिहाइड्रेशन समाधान में सोडियम की उपस्थिति के लिए कोई विशेष फिजियोलॉजिकल आधार नहीं है।

इलेक्ट्रोलाइज्ड-घटी हुई पानी सक्रिय ऑक्सीजन प्रजातियों को समाप्त करता है और DNA को ऑक्सीडेटिव क्षति से बचाता है

बायोकेम बायोफिज रिस कम्यून., *1997 मई 8;234(1):269-74।*

शिराहाता एस, कबायामा एस, नाकानो एम, मियुरा टी, कुसुमोटो के, गोतोह एम, हयाशी एच, ओत्सुबो के, मोरिसावा एस, काटाकुरा वाई।

सेलुलर रेगुलेशन टेक्नोलॉजी संस्थान, जेनेटिक रिसोर्सेस टेक्नोलॉजी ग्रेजुएट स्कूल, क्यूशू विश्वविद्यालय, फुकुओका, जापान। **sirahata@grt.kyushu-u.ac.jp**

सक्रिय ऑक्सीजन प्रजातियाँ या फ्री रेडिकल्स को जैविक मैक्रोमोलेक्यूल्स को व्यापक ऑक्सीडेटिव क्षति का कारण माना जाता है, जो विभिन्न रोगों और उम्र बढ़ने का कारण बनती हैं। सक्रिय ऑक्सीजन के लिए आदर्श स्केवेंजर 'सक्रिय हाइड्रोजन' होना चाहिए। 'सक्रिय हाइड्रोजन' को पानी के इलेक्ट्रोलिसिस के दौरान कैथोड के पास घटित पानी में उत्पन्न किया जा सकता है। घटित पानी उच्च pH, कम घुलित ऑक्सीजन (DO), अत्यधिक उच्च घुलित आण्विक हाइड्रोजन (DH), और अत्यधिक नकारात्मक रेडॉक्स पोटेंशियल (RP) मान प्रदर्शित करता है। मजबूत इलेक्ट्रोलाइज्ड-घटी हुई पानी, साथ ही एस्कॉर्बिक एसिड, (+)-कैटेचिन और टैनिक एसिड, ने सोडियम फास्फेट बफर (pH 7.0) में हाइपॉक्सैंथिन-एक्सैंथाइन ऑक्सीडेज (HX-XOD) प्रणाली द्वारा उत्पन्न O.-2 को पूरी तरह से समाप्त किया।

घटी हुई पानी की सुपरऑक्साइड डिम्यूटेस (SOD)-समान गतिविधि 4 डिग्री C पर एक महीने से अधिक समय तक स्थिर रही और न्यूट्रलाइजेशन, दोहराया हुआ फ्रीज़िंग और मेल्टिंग, सोनिकेशन के साथ डिफ्लेशन, जोरदार मिक्सिंग, उबालना, दोहराया हुआ फिल्ट्रेशन, या बंद ऑटोक्लेविंग के बाद भी खोई नहीं गई, लेकिन खुली ऑटोक्लेविंग या वंगस्टन ट्रायऑक्साइड की उपस्थिति में बंद ऑटोक्लेविंग द्वारा खोई गई, जो सक्रिय आण्विक हाइड्रोजन को कुशलतापूर्वक अवशोषित करता है। हाइड्रोजन गैस के साथ बबल किया गया पानी घटित पानी की तरह कम DO, अत्यधिक उच्च DH और अत्यधिक

कम **RP** मान प्रदर्शित करता है, लेकिन इसमें **SOD**-समान गतिविधि नहीं है। ये परिणाम सुझाव देते हैं कि घटित पानी की **SOD**-समान गतिविधि घुलित आणविक हाइड्रोजन के कारण नहीं बल्कि घुलित आणविक हाइड्रोजन (सक्रिय हाइड्रोजन) के कारण है। जबकि **SOD** ने **HX-XOD** प्रणाली में **H2O2** को जमा किया, घटित पानी ने **XOD** द्वारा उत्पन्न **H2O2** की मात्रा को कम किया। घटित पानी, साथ ही कैटलेज़ और एस्कॉर्बिक एसिड, सीधे **H2O2** को समाप्त कर सकते हैं। घटित पानी ने **Cu(II)**-प्रेरित ऑक्सीडेशन द्वारा उत्पन्न सक्रिय ऑक्सीजन प्रजातियों के **DNA** की एकल-धागा ब्रेकज को मात्रा-निर्भर तरीके से दबाया, जिससे सुझाव मिलता है कि घटित पानी केवल **O2.-** और **H2O2** को नहीं, बल्कि **1O2** और **.OH** को भी समाप्त कर सकता है।

PMID: 9169001 [PubMed - MEDLINE के लिए अनुक्रमित**]**

इलेक्ट्रोलिसिस द्वारा उत्पन्न घटित पानी के सुपरऑक्साइड एनीन रेडिकल्स के खिलाफ बढ़े हुए एंटीऑक्सीडेंट प्रभावों का तंत्र

बायोफिज केम. 2004 *जनवरी 1;107(1):71-82*।

हाना।oка के, सन डी, लॉरेंस आर, कामितानी वाई, फर्नांडीस जी।

बायो-रेडॉक्स प्रयोगशाला इंक. 1187-4, ओज़ा-उएडा, उएडा-शी, नागानो-केन **386-0001**, जापान। **hanak@rapid.ocn.ne.jp**

हमने रिपोर्ट किया कि इलेक्ट्रोलिसिस द्वारा उत्पन्न घटित पानी ने प्रोटॉन डोनर जैसे एस्कॉर्बिक एसिड **(AsA)** के एंटीऑक्सीडेंट प्रभावों को बढ़ाया। हमने यह भी दर्शाया कि **2 mM NaCl** समाधानों के इलेक्ट्रोलिसिस द्वारा उत्पन्न घटित पानी ने स्वयं में एंटीऑक्सीडेंट प्रभाव नहीं दिखाया। हमने तर्क किया कि एंटीऑक्सीडेंट प्रभावों का **Enhancement** पानी के सॉल्वेंट के रूप में आयनिक उत्पाद की वृद्धि के कारण हो सकता है। पानी का आयनिक उत्पाद **(pKw) pH** और न्यूट्रलाइजेशन टाइट्रेशन विधि द्वारा अनुमानित किया गया। ऑक्सीडेटिव क्षति के एक संकेतक के रूप में, रिएक्टिव ऑक्सीजन प्रजाति **(ROS)** द्वारा **DNA** स्ट्रैंड ब्रेक्स को सुपरकोइल्ड **phiX-174 RF I** डबल-स्ट्रैंड **DNA** को ओपन और लीनियर रूपों में रूपांतरित करके मापा गया। घटित

पानी में **H2O2/Cu (II)** और **HQ/Cu (II)** प्रणाली द्वारा उत्पन्न रिएक्टिव ऑक्सीजन प्रजातियों द्वारा **DNA** के एकल-धागा ब्रेकज को दबाने की प्रवृत्ति थी। सुपरऑक्साइड एनीन रेडिकल डिम्यूटेशन गतिविधि का **Enhancement** घटित पानी में पानी के आयनिक उत्पाद में परिवर्तनों द्वारा समझाया जा सकता है।

PMID: 14871602 [PubMed - प्रक्रिया में]

पोल्ट्री पर सैल्मोनेला प्रजातियों को कम करने के लिए विभिन्न एंटीमाइक्रोबियल हस्तक्षेपों के साथ इलेक्ट्रोलाइज्ड ऑक्सीडाइजिंग पानी की तुलना

पॉउल्ट साइंस 2002 अक्टूबर;81(10):1598-605

फैब्रिज़ियो केए, शर्मा आरआर, डेमिरसी ए, कटर सीएन।

खाद्य विज्ञान विभाग, पेंसिल्वेनिया स्टेट यूनिवर्सिटी, यूनिवर्सिटी पार्क **16802**, अमेरिका।

खाद्यजन्य रोगजनक सेल निलंबनों में या सतहों पर जुड़े हुए इलेक्ट्रोलाइज्ड ऑक्सीडाइजिंग **(EO)** पानी द्वारा कम किए जा सकते हैं; हालांकि, पोल्ट्री से संबंधित रोगजनकों के खिलाफ **EO** पानी का उपयोग अभी तक नहीं किया गया है। इस अध्ययन में, ऐसिडिक **EO** पानी [EO-A; pH 2.6, क्लोरीन (CL) 20 से 50 ppm, और ऑक्सीडेशन-रिडक्शन पोटेंशियल (ORP) 1,150 mV], बेसिक **EO** पानी (EO-B; pH 11.6, ORP -795 mV), CL, ओजोनयुक्त पानी **(OZ)**, एसीटिक एसिड **(AA)**, या ट्राइसोडियम फास्फेट **(TSP)** को सैल्मोनेला टाइफीमूरियम **(ST)** के साथ संक्रमित ब्रोइलर शवों पर लागू किया गया और डुबोया गया **(4 C, 45 मिनट)**, स्प्रे-धोया गया **(85 psi, 25 C, 15 सेकंड)**, या कई हस्तक्षेपों के अधीन रखा गया **(EO-B स्प्रे, EO-A में डूबा; AA या TSP स्प्रे, CL में डूबा)।** शेष बैक्टीरियल जनसंख्या को निर्धारित और तुलना की गई दिन 0 और 7 की एरोबिक, रेफ्रिजरेटेड स्टोरेज के दौरान। दिन 0 पर, **TSP** और **AA** में डुबाने से **ST 1.41** लॉग10 घट गया, जबकि **EO-A**

पानी ने **ST** को लगभग **0.86** लॉग10 घटाया। **7** दिन की स्टोरेज के बाद, **EO-A** पानी, **OZ**, **TSP**, और **AA** ने **ST** को कम किया, केवल चयनात्मक संवर्धन के बाद पता चला।

स्प्रे-धोने के उपचार किसी भी यौगिकों के साथ **ST** को दिन **0** पर नहीं घटाते हैं। **7** दिन की स्टोरेज के बाद, **TSP, AA,** और **EO-A** पानी ने क्रमशः **ST** को **2.17, 2.31,** और **1.06** लॉग10 घटाया। **ST** को कई हस्तक्षेपों के बाद **2.11** लॉग10 तुरंत घटाया गया, **7** दिन की स्टोरेज के बाद **3.81** लॉग10। हालांकि **ST** के खिलाफ प्रभावी, **TSP** और **AA** महंगे हैं और पर्यावरण पर प्रतिकूल प्रभाव डालते हैं। यह अध्ययन दर्शाता है कि **EO** पानी पोल्ट्री सतहों पर **ST** को कम कर सकता है विस्तारित रेफ्रिजरेटेड स्टोरेज के बाद।

PMID: 12412930 [PubMed - MEDLINE के लिए अनुक्रमित**]**

प्लास्टिक किचन कटिंग बोर्ड पर ईशेरिचिया कोलाई (O157:H7) **और लिस्टेरिया मोनोसाइटोजेन्स का निष्क्रियकरण इलेक्ट्रोलाइज्ड ऑक्सीडाइजिंग पानी द्वारा**

वैंकिटानारायण केएस, एज़ेइके जीओ, हंग वाईसी, डॉयल एमपी।

एनिमल साइंस विभाग, यूनिवर्सिटी ऑफ कनेक्टिकट, स्टॉर्स 06269, अमेरिका।

एक मिलीलीटर सांस्कृतिक मिश्रण जिसमें **Escherichia coli O157:H7** के पांच स्ट्रेन होते हैं (लगभग 10^10 CFU) को बिना खरोंच वाले कटिंग बोर्ड पर **100**-संवर्ग सेमी क्षेत्र पर संक्रमित किया गया। संक्रमण के बाद, बोर्डों को **1** घंटे के लिए लैमिनर फ्लो हुड के तहत हवा में सुखाया गया, फिर **23** डिग्री **C** या **35** डिग्री **C** पर **10** या **20** मिनट; **45** डिग्री **C** पर **5** या **10** मिनट; या **55** डिग्री **C** पर **5** मिनट के लिए **2** लीटर इलेक्ट्रोलाइज्ड ऑक्सीडाइजिंग पानी या निष्कलित डीआय पानी में डुबोया गया। प्रत्येक तापमान-समय संयोजन के बाद, कटिंग बोर्डों और भिगोने वाले पानी में जीवित पॉपुलेशन की गणना की गई।

इलेक्ट्रोलाइज्ड ऑक्सीडाइजिंग पानी में संक्रमित कटिंग बोर्डों का भिगोना E. coli O157:H7 की जनसंख्या को 100-संवर्ग सेमी पर > या = 5.0 लॉग CFU द्वारा कम कर देता है। हालांकि, डीआय पानी में कटिंग बोर्डों का डुबोना केवल 1.0 से 1.5 लॉग CFU/100 संवर्ग सेमी द्वारा पैथोजन की संख्या को कम करता है। इलेक्ट्रोलाइज्ड ऑक्सीडाइजिंग पानी में लिस्टेरिया मोनोसाइटोजेन्स के संक्रमित कटिंग बोर्डों का उपचार चुने हुए तापमान-समय संयोजनों (23 डिग्री C के लिए 20 मिनट, 35 डिग्री C के लिए 10 मिनट, और 45 डिग्री C के लिए 10 मिनट) में L. monocytogenes की जनसंख्या को महत्वपूर्ण रूप से कम करता है, जबकि डीआय पानी में डुबोने वाले बोर्डों से प्राप्त गणना की तुलना में। E. coli O157:H7 और लिस्टेरिया मोनोसाइटोजेन्स को इलेक्ट्रोलाइज्ड ऑक्सीडाइजिंग पानी में भिगोने के बाद नहीं पाया गया, जबकि पैथोजेन्स ने कटिंग बोर्डों को भिगोने के लिए उपयोग किए गए डीआय पानी में जीवित रहे। यह अध्ययन दर्शाता है कि चिकनी, प्लास्टिक की कटिंग बोर्डों पर खाद्यजनित पैथोजेन्स को निष्क्रिय करने के लिए इलेक्ट्रोलाइज्ड ऑक्सीडाइजिंग पानी में भिगोना एक प्रभावी विधि हो सकती है।

PMID: 10456736 [PubMed - MEDLINE के लिए अनुक्रमित]

स्पताल संक्रमणों में शामिल बैक्टीरियल स्ट्रेनों पर इलेक्ट्रोलाइज्ड ऑक्सीडाइजिंग पानी के बैक्टीरियासाइडल प्रभाव

वरोब्जेवा एनवी, वरोब्जेवा एलआई, खोद्जायेव ईवाई।

कृत्रिम अंग 2004 जून;28(6):590-2।

माइक्रोऑर्गैनिज़्म की शारीरिकी विभागअ, जीवविज्ञान संकाय, मास्को स्टेट विश्वविद्यालय, लेनिन हिल्स 1/12, मास्को 119992, रूस। nvvorobjeva@mail.ru

इस अध्ययन को अस्पताल संक्रमणों पर इलेक्ट्रोलाइज्ड ऑक्सीडाइजिंग (EO) पानी की बैक्टीरियासाइडल क्रियाओं की जांच के लिए डिज़ाइन किया गया है। इस अध्ययन के लिए दस सबसे सामान्य अवसरवादी पैथोजन का

उपयोग किया गया है। संस्कृतियों को **4.5** मील इलेक्ट्रोलाइज्ड ऑक्सीडाइजिंग **(EO)** पानी या **4.5** मील स्त्रील डिओनाइज्ड पानी (नियंत्रण) में **inoculated** किया गया, और कमरे के तापमान पर **0, 0.5,** और **5** मिनट तक इनक्यूबेट किया गया। **30** सेकंड की एक्सपोजर अवधि पर **EO** पानी सभी बैक्टीरियल स्ट्रेन को पूरी तरह निष्क्रिय करता है, सिवाय जीवाणुओं के जीवन्त कोशिकाओं और बीजाणुओं के जो मरने के लिए **5** मिनट की आवश्यकता होती है। परिणाम संकेत करते हैं कि इलेक्ट्रोलाइज्ड ऑक्सीडाइजिंग पानी अस्पताल संक्रमणों के लिए एक उपयोगी कीटाणुनाशक हो सकता है, लेकिन इसका चिकित्सीय अनुप्रयोग अभी भी मूल्यांकन किया जाना बाकी है।

PMID: 15153153 [PubMed - प्रक्रिया में**]**

चूहों में काटे गए जलने के घावों पर इलेक्ट्रोलाइज्ड ऑक्सीडाइजिंग पानी और हाइड्रोकोलॉइड ऑक्लूसिव ड्रेसिंग्स का प्रभाव

चिन ज. ट्रॉमेटोल. 2003 अगस्त 1;6(4):234-7.

लेखक: सीन एच, झेंग वाईजे, हाजिमे एन, हान जेडजी।

थोरैसिक सर्जरी विभाग, चीन - जापान यूनियन अस्पताल, जिलिन विश्वविद्यालय, जिलिन 130031, चीन। **xinhua7254@yahoo.com.cn**

उद्देश्य: चूहों में काटे गए जलने के घावों में एपिथीलियाज़ेशन की तेजी में इलेक्ट्रोलाइज्ड ऑक्सीडाइजिंग पानी **(EOW)** और हाइड्रोकोलॉइड ऑक्लूसिव ड्रेसिंग्स की प्रभावशीलता का अध्ययन करना।

विधियाँ: एनस्थेटाइज्ड स्प्रैग-डॉले चूहों **(n=28)** को तीसरे डिग्री के जलने के अधीन किया गया जो कुल शरीर की सतह क्षेत्र का लगभग **10%** था। चूहों को चार समूहों में विभाजित किया गया: समूह I (कोई सिंचाई नहीं), समूह II (फिजियोलॉजिकल सलाइन से सिंचाई), समूह III (**EOW** से सिंचाई) और समूह IV (**EOW** सिंचाई के बाद हाइड्रोकोलॉइड ऑक्लूसिव ड्रेसिंग)। घावों को पूर्ण एपिथीलियाज़ेशन होने तक मैक्रोस्कोपिक रूप से देखा गया, फिर एपिथीलियाज्ड घावों की सूक्ष्मदर्शी परीक्षा की गई।

परिणाम: जलने के घावों की हीलिंग सबसे तेज़ समूह IV में थी, जहां हाइड्रोकोलॉइड ऑक्लूसिव ड्रेसिंग के साथ EOW का उपयोग किया गया था। हालांकि प्रत्येक समूह में व्यापक पुनर्जनन एपिडर्मिस देखा गया, समूह II, III और IV में लिंफोसाइट्स और मैक्रोफेज़ के प्रसार के साथ घना कोलेजन जमाव समूह I की तुलना में अधिक व्यापक था। ये **Findings** विशेष रूप से समूह III और IV में स्पष्ट थीं।

निष्कर्ष: जलने की सतहों को EOW से साफ करने के बाद हाइड्रोकोलॉइड ऑक्लूसिव ड्रेसिंग लगाने से घाव भरने की प्रक्रिया में तेजी आ सकती है।

PMID: 12857518 [PubMed - MEDLINE के लिए अनुक्रमित]

हाइपोक्लोरहाइड्रिया या एक्लोरहाइड्रिया में आयनित पानी का उपयोग

प्रोफेसर कुनिनाका हिरोनागे, कुनिनाका अस्पताल के प्रमुख

"आहार में बहुत अधिक वसा, जो रक्त वाहिकाओं पर कोलेस्ट्रॉल के जमाव की ओर ले जाती हैं, जिससे रक्त प्रवाह संकुचित हो जाता है, उच्च रक्तचाप जैसी अधिकांश बीमारियों का कारण बनती हैं। क्यूसू विश्वविद्यालय के प्रोफेसर गेटो के विटामिन K के सिद्धांत के अनुसार (क्योंकि विटामिन K रक्त में कैल्शियम को बढ़ाने में सक्षम बनाता है), या अधिक एंटीऑक्सीडेंट पानी के सेवन से, उच्च रक्तचाप में कैल्शियम की वृद्धि की प्रभावशीलता सबसे महत्वपूर्ण है। मैंने देखा है कि 2 से 3 महीनों की अवधि के लिए क्षारीय एंटीऑक्सीडेंट पानी के सेवन से रक्तचाप धीरे-धीरे गिरने लगता है, जो इस पानी की घुलनशील क्षमता के कारण होता है, जो रक्त वाहिकाओं में कोलेस्ट्रॉल को घोलता है।"

घाव भरने पर इलेक्ट्रोलाइज्ड पानी का प्रभाव

आर्टिफिशियल ऑर्गन्स, 2000 दिसंबर;24(12):984-7.

याहागी एन, कोनो एम, किताहारा एम, ओहमुड़ा ए, सुमिता ओ, हाशिमोटो टी, होरी के, निंग-जुआन सी, वुडसन पी, कुबोटा एस, मुराकामी ए, ताकामोटो एस।

तेइक्यो विश्वविद्यालय मिजोनोकुची अस्पताल के एनेस्थीसियोलॉजी विभाग, टोक्यो, जापान। **naokiyah@aol.com**

इलेक्ट्रोलाइज्ड पानी ने चूहों में पूर्ण-मोटाई वाले चमड़े के घावों को तेजी से ठीक किया, लेकिन केवल एनोड चैंबर पानी (अम्लीय **pH** या तटस्थ) प्रभावी था। हाइपोक्लोरस अम्ल **(HOCl)**, जो इलेक्ट्रोलिसिस द्वारा भी उत्पादित होता है, अप्रभावी था, यह सुझाव देता है कि इन प्रकार के इलेक्ट्रोलाइज्ड पानी घाव भरने को **HOCl** की सामान्य रूप से ज्ञात जीवाणुरोधी क्रिया से असंबंधित तंत्र के माध्यम से बढ़ाते हैं। एक संभावना यह है कि एनोड चैंबर पानी में इलेक्ट्रॉन स्पिन रेज़ोनेंस स्पेक्ट्रा के रूप में दिखाए गए प्रतिक्रियाशील ऑक्सीजन प्रजातियां प्रारंभिक घाव भरने को फाइब्रोब्लास्ट प्रवास और प्रजनन के माध्यम से ट्रिगर कर सकती हैं।

PMID: 11121980 [PubMed - MEDLINE के लिए **सूचीबद्ध]**

एलर्जी और आयनीकृत पानी

प्रोफेसर कुनिनाका हिरोनागा, कुनिनाका अस्पताल के प्रमुख

"श्री यामादा, पुलिस अनुसंधान संस्थान के प्रमुख, गंभीर एलर्जी से पीड़ित थे। उन्हें बार-बार त्वचा विशेषज्ञ द्वारा इलाज किया गया, लेकिन कोई सफलता नहीं मिली। फिर उन्होंने एंटीऑक्सीडेंट पानी का सेवन शुरू किया। एलर्जी ने बहुत अच्छी प्रतिक्रिया दी और जल्द ही पूरी तरह से ठीक हो गई। हालांकि उन्होंने सभी प्रकार के भोजन किए थे, फिर भी कोई पुनरावृत्ति नहीं हुई। वह इस उपचार के बारे में बहुत आभारी और उत्साहित थे।

जहां तक मेरा सवाल है, मुझे भी गंभीर एलर्जी थी। जब से मैंने एंटीऑक्सीडेंट पानी का सेवन शुरू किया, एलर्जी से उबर गया। तब से, मैंने एंटीऑक्सीडेंट पानी की प्रभावशीलता पर शोध शुरू किया।

मैंने पाया कि अधिकांश एलर्जी शरीर की स्थिति के अम्लीकरण के कारण होती हैं और यह बहुत अधिक मांस और चीनी के सेवन से भी संबंधित होती है। हर एलर्जी के मामले में, रोगी के एंटीऑक्सीडेंट खनिज अत्यधिक कम

होते हैं, जिससे शरीर की प्रतिरोधक क्षमता बहुत कम हो जाती है। शरीर अत्यधिक संवेदनशील हो जाता है और आसानी से एलर्जी विकसित कर लेता है। संवेदनशीलता को स्थिर करने के लिए, नसों में कैल्शियम घोल इंजेक्ट किया जाता है। इसलिए, यह स्पष्ट है कि एंटीऑक्सीडेंट पानी में आयनिक कैल्शियम होता है, जो एलर्जी को कम करने में मदद कर सकता है।

आयोनिक कैल्शियम न केवल हृदय, मूत्र उत्सर्जन, और विषाक्त पदार्थों के न्यूट्रलाइजेशन को बढ़ाता है, बल्कि अम्लता को भी नियंत्रित करता है। यह पाचन तंत्र और यकृत के कार्य को भी बढ़ाता है। यह प्राकृतिक उपचार शक्ति को बढ़ावा देगा और इस प्रकार एलर्जी के प्रतिरोध को बढ़ाएगा। कुछ विशेष बीमारियों के मामलों में, जो दवाओं का जवाब नहीं देतीं, यह पाया गया है कि वे एंटीऑक्सीडेंट पानी पर अच्छी प्रतिक्रिया देती हैं।"

पाचन समस्याएँ और आयनीकृत पानी

प्रोफेसर कोगुरे केइज़ो, जुंटेन्दो अस्पताल की कोगुरे क्लिनिक

"पेट आसानी से विभिन्न बीमारियों से प्रभावित होता है, जो पेट से संबंधित होती हैं या अन्य सामान्य बीमारियों से। इसके अलावा, किसी भी प्रकार की मानसिक तनाव या चिंता भी अक्सर पेट की गड़बड़ी का कारण बनती है, विशेष रूप से जब यह जानकारी किसी दबाव में होती है।

हमारे पेट में एंटीऑक्सीडेंट पानी की महत्वपूर्ण भूमिका स्राव को न्यूट्रलाइज़ करना और उसकी कार्यक्षमता को मजबूत करना है। आमतौर पर, एंटीऑक्सीडेंट पानी का सेवन करने के 1 से 3 मिनट बाद, गैस्ट्रिक जूस की मात्रा 1½ गुना बढ़ जाती है। जो लोग हाइपोकोलरहाइड्रिया या अकोलरहाइड्रिया (गैस्ट्रिक जूस की कमी) से पीड़ित हैं, उनके लिए एंटीऑक्सीडेंट पानी पेट की कोशिकाओं को और अधिक गैस्ट्रिक जूस स्रावित करने के लिए उत्तेजित करेगा। इससे पाचन और खनिजों का अवशोषण बेहतर होता है।

दूसरी ओर, जो लोग हाइपरकोलरहाइड्रिया (गैस्ट्रिक जूस की अधिकता) से पीड़ित होते हैं, एंटीऑक्सीडेंट पानी अतिरिक्त गैस्ट्रिक जूस को न्यूट्रलाइज़ करता है। इसलिए, यह कोई प्रतिकूल प्रतिक्रिया उत्पन्न नहीं करता।

माएबा विश्वविद्यालय के मेडिकल लेक्चरर के अनुसार, एंटीऑक्सीडेंट पानी का सेवन करने के बाद भी गैस्ट्रिक स्राव का **pH** सामान्य रहता है। यह साबित करता है कि एंटीऑक्सीडेंट पानी की क्षमता स्राव को न्यूट्रलाइज़ करने के साथ-साथ उसे उत्तेजित भी करती है।"

स्त्रीरोग स्थितियों और उपचारों के लिए आयनीकृत पानी का उपयोग

प्रोफेसर वतनाबे इफाओ, वतनाबे अस्पताल

"आयनीकृत क्षारीय एंटीऑक्सीडेंट पानी शरीर की संरचना को सुधारता है और कई बीमारियों के प्रभावी उपचार को सुनिश्चित करता है। स्त्रीरोग रोगियों में एंटीऑक्सीडेंट पानी का उपयोग अत्यधिक प्रभावी साबित हुआ है। इसकी प्रभावशीलता का मुख्य कारण यह है कि यह पानी विषाक्त पदार्थों को न्यूट्रलाइज़ कर सकता है।

जब प्री-एक्लैम्प्टिक टॉक्सेमिया के मामलों को एंटीऑक्सीडेंट पानी दिया गया, तो परिणाम बहुत महत्वपूर्ण थे। प्री-एक्लैम्प्टिक टॉक्सेमिया के मामलों में लंबे समय तक सेवा करने के दौरान, मैंने पाया कि प्री-एक्लैम्प्टिक टॉक्सेमिया से पीड़ित महिलाएं जो एंटीऑक्सीडेंट पानी का सेवन करती थीं, वे स्वस्थ शिशुओं को जन्म देती थीं जिनके मांसपेशियाँ मजबूत होती थीं। इस समूह के शिशुओं पर किए गए सर्वेक्षण रिपोर्ट में औसत से अधिक बुद्धिमत्ता देखी गई।"

इलेक्ट्रोलाइज्ड पानी के उपयोग से विषाक्त पदार्थों का न्यूट्रलाइजेशन

प्रोफेसर कुवाता केइजीरो, मेडिसिन के डॉक्टर

"मेरे विचार में, एंटीऑक्सीडेंट पानी का अद्भुत गुण यह है कि यह विषाक्त पदार्थों को न्यूट्रलाइज़ कर सकता है, लेकिन यह दवा नहीं है। अंतर यह है कि दवा प्रत्येक व्यक्तिगत मामले में लागू की जा सकती है, जबकि एंटीऑक्सीडेंट पानी सामान्य रूप से सेवन किया जा सकता है और इसकी न्यूट्रलाइज़ करने की क्षमता अत्यधिक अप्रत्याशित होती है। अब संक्षेप में, मैं आपको एक हृदय रोग के मामले के बारे में बताना चाहता हूँ और यह कैसे ठीक हुआ।

मरीज **35** वर्षीय पुरुष था जो रक्तवाहिका हृदय रोग से पीड़ित था। **5** वर्षों तक उसकी बीमारी बिगड़ती रही। वह इलाज के लिए सेतागाया सरकारी अस्पताल में भर्ती था।

उन **5** वर्षों के दौरान, वह **5** से **6** बार अस्पताल में भर्ती और छुट्टी कर चुका था। उसने अंगियोग्राम जैसी उच्च तकनीकी परीक्षाएँ करवाईं, जिसमें दिल में वीणा के माध्यम से **VINYL** इंजेक्ट किया गया। उसने कई अच्छे डॉक्टरों से परामर्श किया और इलाज करवाया, जहाँ बाद में उसने एक बड़ी सर्जिकल ऑपरेशन करवाई। अस्पताल से छुट्टी के बाद, उसने अपनी नौकरी छोड़ दी ताकि वह ठीक हो सके। हालाँकि, हर बार जब उसकी बीमारी फिर से प्रकट होती थी, तो उसका आक्रमण और भी गंभीर लगता था।

पिछले वर्ष, अगस्त में, उसके रिश्तेदार निराश थे और उम्मीद कर रहे थे कि वह अधिक समय तक जीवित नहीं रहेगा। उसी समय, उस पीड़ित के रिश्तेदार ने एंटीऑक्सीडेंट पानी प्रोसेसर के बारे में सुना। उसकी बीमारी ने सकारात्मक प्रतिक्रिया दी और वह अब स्वस्थ हो रहा है।"

संयुक्त राज्य अमेरिका में, हृदय संबंधी बीमारियाँ प्रति वर्ष होने वाली लगभग **2** मिलियन मौतों में से आधे से अधिक के लिए जिम्मेदार हैं... ऐसा अनुमान है कि पीने के पानी की उपयुक्त स्थिति संयुक्त राज्य में इस हृदय संबंधी रोग मृत्यु दर को **15** प्रतिशत तक कम कर सकती है।

नेशनल एकेडमी ऑफ साइंसेस की सेफ ड्रिंकिंग वाटर कमेटी की रिपोर्ट, **1977**

एक्जिमा और आयनीकृत पानी के प्रभाव

प्रोफेसर तामुरा तात्सुजी, केइफुकु पुनर्वास केंद्र

"एक्जिमा का उपयोग कई प्रकार की त्वचा स्थितियों का वर्णन करने के लिए किया जाता है, जिनमें कई सामान्य विशेषताएं होती हैं। एक्जिमा के सटीक कारण या कारणों को पूरी तरह से समझा नहीं गया है। कई मामलों में, एक्जिमा को बाहरी उत्तेजकों द्वारा सौंपा जा सकता है।

मैं एक ऐसे मरीज का परिचय देना चाहता हूँ जिसने एंटीऑक्सिडेंट पानी का सेवन करने के बाद त्वचा रोग से ठीक हुआ। इस मरीज को 10 साल तक एक्जिमा हुआ और विशेषज्ञ उपचार के तहत भी इसे प्रभावी ढंग से ठीक नहीं किया जा सका। यह 70 वर्ष का मरीज, एक वाहन स्पेयर पार्ट्स कंपनी का अध्यक्ष था। युद्ध के बाद, उसकी निचली अंगों में तीव्र एक्जिमा हुआ, जो बाद में पुराना हो गया। उसे बार-बार एक विशेषज्ञ त्वचा अस्पताल में इलाज कराया गया।

बाएं अंग में इलाज अच्छा हुआ, लेकिन दाएं अंग में ऐसा नहीं हुआ। उसे गंभीर खुजली हुई, जिसे खुजलाने पर खून आ जाता था। पिछले 10 वर्षों में, उसे कई डॉक्टरों द्वारा देखा और इलाज किया गया। जब मैंने पहली बार उसका परीक्षण किया, तो उसके जोड़ों के आसपास की निचली अंग में विसेक्यूल्स थे। विसेक्यूल्स से सीरम निकलने के कारण वेपिंग हुई।

मैंने उसे एंटीऑक्सिडेंट पानी का सेवन करने की सलाह दी। उसने एक यूनिट खरीदी और नियमित रूप से एंटीऑक्सिडेंट पानी पीना शुरू किया और प्रभावित क्षेत्रों को नहाने के लिए अम्लीय पानी का उपयोग किया। 2 सप्ताह के उपचार के बाद विसेक्यूल्स सूख गए। एक्जिमा पूरी तरह से ठीक हो गया और 1½ महीने के बाद कोई पुनरावृत्ति नहीं हुई।"

मधुमेह और आयनीकृत पानी के प्रभाव

प्रोफेसर कुवाता केइजिरो, चिकित्सा के डॉक्टर

"जब मैं फायर इंश्योरेंस एसोसिएशन में कार्यरत था, तब मैंने कई मधुमेह रोगियों का परीक्षण किया। उन्हें दवाओं के साथ-साथ एंटीऑक्सिडेंट पानी भी प्रदान किया। एक महीने के लिए एंटीऑक्सिडेंट पानी पीने के बाद, 15 मधुमेह रोगियों का चयन किया गया और आगे के परीक्षण और निरीक्षण के लिए टोक्यो विश्वविद्यालय भेजा गया।

प्रारंभ में, अधिक गंभीर रोगी उपचार को लेकर थोड़े चिंतित थे। जब एंटीऑक्सिडेंट पानी का सेवन कुछ समय के लिए किया गया, तो रक्त और मूत्र में शर्करा का स्तर 300 मिलीग्राम/लीटर से 2 मिलीग्राम/डीसी तक गया।

ऐसा समय आया जब रोगी ने एक दिन में **5 से 6** रक्त परीक्षण कराए और सामान्य सीमा के भीतर पाया गया। परिणामों ने यह भी दिखाया कि भोजन के **1½** घंटे बाद भी, रक्त शर्करा और मूत्र का अनुपात **100** मिलीग्राम/डीसी: **0** मिलीग्राम/डीसी था। मूत्र में शर्करा पूरी तरह से गायब हो गई।"

***ध्यान दें:** पहले से अधिक अमेरिकी मधुमेह से पीड़ित हैं, नए मामलों की संख्या हर साल लगभग 800,000 के औसत के साथ। यह बीमारी संयुक्त राज्य में 1980 के बाद से लगातार बढ़ रही है, और 1998 में, 16 मिलियन अमेरिकियों का मधुमेह के साथ निदान किया गया था (10.3 मिलियन निदान किए गए; 5.4 मिलियन अंडायग्नोज़ड)। मधुमेह संयुक्त राज्य में मृत्यु का सातवां प्रमुख कारण है, और 1996 में इस बीमारी और इसके संबंधित जटिलताओं से 193,000 से अधिक लोग मारे गए।......*

सबसे अधिक वृद्धि - **76** प्रतिशत - **30 से 30** आयु वर्ग के लोगों में हुई। ....

स्रोत: यू. एस. डिपार्टमेंट ऑफ हेल्थ एंड ह्यूमन सर्विसेज, **13** अक्टूबर, **2000** फैक्ट शीट।

एसिडोसिस के उपचार में आयनीकृत पानी का उपयोग

प्रोफेसर हतोरी तासुतारो, हेड ऑफ आकाजुईजी ब्लड सेंटर, योकोहामा हॉस्पिटल, फाइतामा जिला

"उच्च जीवन स्तर के कारण, हमारी खाने की आदतें बदल गई हैं। हम बहुत अधिक प्रोटीन, वसा और शर्करा का सेवन करते हैं। अतिरिक्त वसा और कार्बोहाइड्रेट शरीर में वसा के रूप में होते हैं। वर्तमान जीवनशैली में, अमेरिकियों की भोजन पर नियंत्रण जापानियों की तुलना में अधिक उदार है। इस अत्यधिक सेवन के कारण मोटापा एक महत्वपूर्ण समस्या है। सामान्यतः, प्रत्येक पांच पुरुषों में से एक और प्रत्येक चार महिलाओं में से एक मोटापे से पीड़ित होता है।

भोजन सेवन में 'बर्न-आउट' की डिग्री काफी हद तक विटामिन और खनिजों की मात्रा पर निर्भर करती है। जब प्रोटीन, कार्बोहाइड्रेट और वसा का अत्यधिक

सेवन होता है, तो विटामिन और खनिजों की आवश्यकता बढ़ जाती है। हालांकि, विटामिन और खनिजों के महत्व के बारे में अधिक शोध नहीं किया गया है।

आजकल, कई लोग अम्लीकरण से पीड़ित हैं जो मधुमेह, हृदय रोग, कैंसर, लीवर और किडनी रोगों की ओर ले जाता है। यदि हमारी भोजन सेवन पूरी तरह से बर्न हो सकती है, तो वसा का कोई निक्षेप नहीं होगा। जाहिर तौर पर, कोई अम्लीकरण की समस्या नहीं होगी और इसलिए मोटापे का कोई संकेत नहीं होगा।

एंटीऑक्सिडेंट पानी में आयनिक कैल्शियम की प्रचुरता होती है। यह आयनिक कैल्शियम 'बर्न-आउट' प्रक्रिया में मदद करता है। एंटीऑक्सिडेंट पानी पीकर, यह हमारे शरीर के लिए पर्याप्त खनिज प्रदान करता है। परिणामस्वरूप, हमें स्लिम रहने के लिए अपने आहार पर नजर रखने की आवश्यकता नहीं होती है।

इसलिए, एंटीऑक्सिडेंट पानी मोटापे और कई वयस्क रोगों से पीड़ित लोगों के लिए एक उद्धारकर्ता है, जो अच्छी स्वास्थ्य को बढ़ावा देने में अच्छी सहायता प्रदान करता है।"

रोगों की रोकथाम के लिए कम पानी का उपयोग

डॉ. सानेताका शिराहाता, ग्रेजुएट स्कूल ऑफ जेनेटिक रिसोर्सेज टेक्नोलॉजी, क्यूशू विश्वविद्यालय, 6-10-1 हाकोजाकी, हिगाशी-कु, फुकुओका 812-8581, जापान।

यह लंबे समय से स्थापित है कि प्रतिक्रियाशील ऑक्सीजन प्रजातियाँ (ROS) जैविक अणुओं और कोशिका संरचनाओं को कई प्रकार की क्षति पहुँचाती हैं, जिसके परिणामस्वरूप मधुमेह, कैंसर और वृद्धावस्था जैसी विभिन्न रोग अवस्थाएँ विकसित होती हैं। कम पानी को एंटीऑक्सीडेटिव पानी के रूप में परिभाषित किया जाता है, जिसे पानी की कमी से उत्पन्न किया जाता है। इलेक्ट्रोलाइज्ड कम पानी (ERW) को हाइड्रोजन-समृद्ध पानी के रूप में प्रदर्शित किया गया है और यह इन विट्रो में ROS को समाप्त कर सकता है (शिराहाता एट अल., 1997)।

पानी में प्रोटॉन का सक्रिय हाइड्रोजन (परमाणु हाइड्रोजन, हाइड्रोजन रेडिकल) में कमी जो ROS को समाप्त कर सकता है, हाइड्रॉक्सिल आयन को ऑक्सीजन अणु में ऑक्सीकरण करने की तुलना में बहुत आसानी से कमजोर धारा द्वारा की जाती है।

जल को चुंबकीय क्षेत्र, टक्कर, खनिज आदि से सक्रिय करना भी सक्रिय हाइड्रोजन और/या हाइड्रोजन अणु युक्त कम पानी का उत्पादन करेगा। हिता टेनर्योसुई पानी जैसे कई प्राकृतिक पानी, जिसे जापान के हिता शहर में गहरे भूमिगत से निकाला जाता है, जर्मनी में नॉर्डेनाउ पानी और मेक्सिको में त्लाकोटे पानी विभिन्न बीमारियों को ठीक करने के लिए जाने जाते हैं।

हमने एक संवेदनशील विधि विकसित की है जिसके द्वारा हम कम पानी में मौजूद सक्रिय हाइड्रोजन का पता लगा सकते हैं, और हमने यह प्रदर्शित किया है कि न केवल ERW बल्कि उपरोक्त वर्णित प्राकृतिक कम पानी में भी सक्रिय हाइड्रोजन होता है और यह कल्चर कोशिकाओं में ROS को समाप्त करता है। यह ज्ञात है कि ROS कल्चर कोशिकाओं में इंसुलिन-संकेत पथ को बाधित करके ग्लूकोज के अवशोषण को कम करता है। कम पानी ने अंतःकोशीय ROS को समाप्त किया और चूहे की L6 कंकाल मांसपेशी कोशिकाओं और चूहे की 3T3/L1 एडिपोसाइट्स में इंसुलिन की उपस्थिति या अनुपस्थिति में ग्लूकोज के अवशोषण को उत्तेजित किया। कम पानी की इस इंसुलिन जैसी गतिविधि को वॉर्टमैनिन द्वारा अवरुद्ध किया गया, जो PI-3 किनेज़ का एक विशिष्ट अवरोधक है, जो इंसुलिन संकेत पथ में एक प्रमुख अणु है।

कम पानी ने इंसुलिन-संवेदनशील कोशिकाओं को चीनी विषाक्तता से बचाया और टाइप 2 मधुमेह मॉडल चूहों की क्षतिग्रस्त चीनी सहनशीलता में सुधार किया, यह सुझाव देते हुए कि कम पानी इंसुलिन-स्वतंत्र मधुमेह मेलेटस में सुधार कर सकता है। सामान्यतः कैंसर कोशिकाएँ उच्च ऑक्सीडेटिव तनाव के संपर्क में होती हैं। कम पानी ने मानव कैंसर कोशिकाओं के ट्यूमर लक्षणों को बाधित किया, जैसे वृद्धि दर में कमी, आकृतिगत परिवर्तन, सॉफ्ट एगर में उपनिवेश निर्माण क्षमता में कमी, पासेज संख्या-निर्भर टेलोमेर की लंबाई में

कमी, टेलोमेर बाइंडिंग प्रोटीन की बाइंडिंग क्षमताओं में कमी और मेटास्टेसिस को दबाया।

कम पानी ने चूहों में प्रत्यारोपित कैंसर कोशिकाओं की वृद्धि को दबाया, जो इन विओ में उनके एंटी-कैंसर प्रभावों को प्रदर्शित करता है। कम पानी न केवल चिकित्सा में बल्कि खाद्य उद्योगों, कृषि और निर्माण उद्योगों में भी लागू होगा।

स्रोत: शिराहाता, एस. एट अल.: इलेक्ट्रोलाइज्ड कम पानी प्रतिक्रियाशील **ऑक्सीजन प्रजातियों को समाप्त करता है और डीएनए को ऑक्सीडेटिव क्षति से बचाता है।**

बायोकैम. बायोफिज. रेस. कॉम्यून, **234, 269174, 1997**।

कम पानी के सेवन से प्राप्त नैदानिक सुधार

हयाशी, एम.डी., और कावामुरा, एम.डी., द्वारा **24 फरवरी, 1990** को डलास, टेक्सास, यूएसए के ग्रांड केम्पिंस्की होटल में "आदमी और उसका स्वास्थ्य और रोग में पर्यावरण" पर आठवें वार्षिक अंतर्राष्ट्रीय संगोष्ठी में प्रस्तुति से उद्धरण।

"**1985** में हमारे क्लिनिक में क्षारीय आयनिक पानी की शुरूआत के बाद, हमें इस प्रकार के पानी के उपयोग में निम्नलिखित दिलचस्प नैदानिक अनुभव हुए। हमारे इन-पेशेंट्स के लिए पीने और भोजन की तैयारी के लिए क्षारीय आयनिक पानी के उपयोग से, हमने देखा:

- मधुमेह रोगियों में रक्त शर्करा के स्तर में गिरावट।
- मधुमेही गैंग्रीन में परिधीय परिसंचरण में सुधार।
- गाउट रोगियों में यूरिक एसिड के स्तर में गिरावट।
- यकृत विकारों में यकृत कार्य परीक्षणों में सुधार।
- गैस्ट्रोडोडेनल अल्सर में सुधार और उनकी पुनरावृत्ति की रोकथाम।
- उच्च रक्तचाप और निम्न रक्तचाप में सुधार।
- अस्थमा, अर्टिकेरिया, राइनाइटिस और एटोपिक डर्मेटाइटिस जैसी एलर्जिक विकारों में सुधार।

- गैस्ट्रेक्टॉमी के बाद लगातार होने वाले दस्तों में सुधार।
- पोस्ट ऑपरेटिव आंत्र पक्षाघात में तेजी से सुधार।
- नवजात शिशुओं में सीरम बिलीरुबिन के स्तर में सुधार।

क्लिनिकल सुधार की पुष्टि करते हुए, हमने हमेशा रोगियों के मल में बदलाव देखा है, जिसमें उनके मल का रंग काले-भूरे से बदलकर चमकदार पीले-भूरे रंग का हो गया है, और उनके मल की गंध लगभग नगण्य हो गई है।

कब्ज की शिकायत करने वाले रोगियों की संख्या भी काफी कम हो गई। मल के परिणामों में यह बदलाव स्पष्ट रूप से सुझाव देता है कि क्षारीय आयनिक पानी का सेवन सड़ने वाले या रोगजनक मेटाबोलाइट्स के उत्पादन को कम कर सकता है।

कम पानी उत्पन्न करने वाले उपकरणों को हमारे क्लिनिक में मई 1985 में पेश किया गया था। पिछले 15 वर्षों में प्राप्त क्लिनिकल अनुभवों के आधार पर कहा जा सकता है कि रोगियों के लिए पीने और खाना पकाने के उद्देश्य से इलेक्ट्रोलाइज्ड-रिड्यूस्ड पानी का उपयोग हमारी दैनिक चिकित्सा प्रथाओं में एक अनिवार्य आवश्यकता होनी चाहिए। यदि पानी की विशेषताओं को ध्यान में नहीं रखा गया, तो कोई भी आहार नुस्खा वैज्ञानिक नहीं हो सकता।

जापान में स्वास्थ्य और कल्याण मंत्रालय ने 1965 में घोषणा की थी कि रिड्यूस्ड पानी का सेवन आंतों के फ्लोरा के चयापचय की बहाली के लिए प्रभावी है।

पेट की समस्याओं के लिए क्षारीय आयनिक पानी का क्लिनिकल मूल्यांकन: प्लेसिबो नियंत्रित डबल ब्लाइंड परीक्षण

हिरोकाज़ू ताशिरो, तेत्सुजी होकुदो, हिरोमी ओनो, योशिहिदे फुजीयामा, तादाओ बाबा (नेशनल ओकुरा अस्पताल, गैस्ट्रोएंटरोलॉजी विभाग; इंस्टीट्यूट ऑफ क्लिनिकल रिसर्च, शिगा यूनिवर्सिटी ऑफ मेडिकल साइंस, आंतरिक चिकित्सा का दूसरा विभाग)

165

पेट की समस्याओं पर क्षारीय आयनिक पानी के प्रभाव का मूल्यांकन प्लेसिबो नियंत्रित डबल ब्लाइंड परीक्षणों द्वारा किया गया था। पेट की समस्याओं और सामान्य कमजोरी के मामलों में पुरानी दस्त और हल्की समस्याओं के लक्षणों में सुधार के लिए क्षारीय आयनिक पानी का स्कोर प्लेसिबो नियंत्रित समूह की तुलना में अधिक था, और इसका प्रभाव विशेष रूप से महत्वपूर्ण साबित हुआ।

क्षारीय आयनिक पानी समूह ने परीक्षण के दौरान किसी भी बाधा का सामना नहीं किया, न ही इसे कोई गंभीर साइड इफेक्ट्स हुआ, और न ही असामान्य परीक्षण डेटा सामने आया। यह पुष्टि की गई कि क्षारीय आयनिक पानी प्लेसिबो से अधिक सुरक्षित और प्रभावी है।

सारांश

क्षारीय आयनीकृत पानी का पेट की शिकायतों पर प्रभाव स्वच्छ पानी को प्लेसीबो के रूप में उपयोग करके डबल ब्लाइंड परीक्षणों द्वारा नैदानिक रूप से जांचा गया। कुल सुधार दर क्षारीय आयनीकृत पानी समूह के लिए प्लेसीबो समूह की तुलना में अधिक थी और पूर्व वाला विशेष रूप से हल्के लक्षणों के मामलों में दूसरे की तुलना में महत्वपूर्ण रूप से अधिक प्रभावी साबित हुआ। पुरानी दस्त, कब्ज और पेट की शिकायतों के प्रत्येक मामले में सुधार दर की जांच करने पर, क्षारीय आयनीकृत पानी समूह पुरानी दस्त और पेट की शिकायतों के लिए प्लेसीबो समूह की तुलना में अधिक प्रभावी साबित हुआ। प्लेसीबो समूह में एक मामले में पुरानी दस्त के कारण परीक्षण रोक दिया गया, जबकि क्षारीय आयनीकृत पानी समूह में गंभीर साइड इफेक्ट्स या असामान्य परीक्षण डेटा के बिना सभी मामलों में परीक्षण बंद नहीं किया गया। यह पुष्टि की गई कि क्षारीय आयनीकृत पानी पुरानी दस्त, पेट की शिकायतों और कुल सुधार दर (पेट की शिकायतों से राहत) के खिलाफ स्वच्छ पानी की तुलना में अधिक प्रभावी और स्वच्छ पानी से अधिक सुरक्षित है।

परिचय

1966 में फार्मास्यूटिकल अफेयर्स लॉ द्वारा क्षारीय आयनीकृत पानी इलेक्ट्रोलाइजर्स को इसके एंटासिड प्रभाव और जठरांत्र संबंधी विकारों जैसे हाइपरक्लोरिया, अपच, असामान्य जठरांत्र संबंधी किण्वन और पुरानी दस्त के खिलाफ प्रभावकारिता के लिए स्वीकृत किया गया था। इसके बाद से इनका रोगियों में व्यापक रूप से उपयोग किया गया है। हालांकि, उनकी वैधता का चिकित्सा और वैज्ञानिक मूल्यांकन स्थापित नहीं किया गया है। हमारे अध्ययन में, हमने विभिन्न लक्षणों में कई सुविधाओं में क्षारीय आयनीकृत पानी के जठरांत्र संबंधी विकारों पर नैदानिक प्रभाव की जांच की। विशेष रूप से, हमने स्वच्छ पानी का नियंत्रण समूह के रूप में उपयोग करके डबल ब्लाइंड परीक्षणों द्वारा क्षारीय आयनीकृत पानी की सुरक्षा और उपयोगिता का अध्ययन किया।

परीक्षण विषय और विधियाँ

163 रोगियों (34 पुरुष, 129 महिलाएं, आयु 21 से 72, औसत 38.6 वर्ष) को अपच, असामान्य जठरांत्र किण्वन (असामान्य गैस उत्सर्जन और रुगिटस के साथ) और अनियमित मलत्याग (पुरानी दस्त, या कब्ज) के कारण पेट की शिकायतों के रूप में परीक्षण किया गया, जिसमें अच्छी तरह से सूचित सहमति प्राप्त की गई। प्लेसीबो नियंत्रित डबल ब्लाइंड परीक्षणों का उपयोग करके क्षारीय आयनीकृत पानी और स्वच्छ पानी का परीक्षण कई सुविधाओं पर किया गया। एक पंप संचालित कैल्शियम डिस्पेंसर के साथ वाणिज्यिक रूप से बेचे गए एक क्षारीय आयनीकृत पानी इलेक्ट्रोलाइज़र को प्रत्येक विषय के घर में स्थापित किया गया। परीक्षण किए गए क्षारीय आयनीकृत पानी का pH 9.5 और कैल्शियम सांद्रता 30ppm थी। प्लेसीबो समूह में प्रत्येक विषय ने एक जल शोधक का उपयोग किया जिसमें इलेक्ट्रोलाइज़र के समान दिखावट थी और स्वच्छ पानी उत्पन्न किया।

परीक्षण किए गए उपकरणों को एक नियंत्रक द्वारा बेतरतीब ढंग से आवंटित किया गया था जिसने प्रमुख कोड को स्केल किया था जिसे परीक्षणों

के पूरा होने तक सुरक्षित रूप से संग्रहीत किया गया था और सील को फिर से खोला गया था।

पानी के नमूनों को प्रत्येक रोगी को सुबह में **200ml** की मात्रा में दिया गया, जिसमें प्रति दिन कुल **500ml** या अधिक एक महीने के लिए दिया गया। परीक्षण से पहले और बाद में, रक्त, मूत्र और मल का परीक्षण किया गया और रोगियों की आत्म-सूचक लक्षणों, मल त्याग और सहायक लक्षणों का रिकॉर्ड रखा गया।

परीक्षणों के बाद, परिणामों का विश्लेषण लॉग और परीक्षण डेटा के आधार पर किया गया।

परीक्षण परिणाम

लक्षण

163 परीक्षण किए गए विषयों में से, क्षारीय आयनीकृत पानी समूह में **84** और प्लेसीबो समूह में **79** विषय शामिल थे। लिंग, आयु और मौलिक विकार जैसे पृष्ठभूमि के कारकों ने परिणामों में कोई महत्वपूर्ण अंतर नहीं डाला।

समग्र सुधार दर

पेट की शिकायतों की समग्र सुधार दर के संदर्भ में, क्षारीय आयनीकृत पानी समूह में उत्कृष्ट सुधार के **2** मामले (**2.5%**), उचित सुधार के **26** मामले (**32.1%**), हल्के सुधार के **36** मामले (**44.4%**), कोई बदलाव नहीं के **13** मामले (**16%**) और बिगड़ने के **4** मामले (**4.9%**) थे। जबकि प्लेसीबो समूह में **4** (**5.2%**), **19** (**24.7%**), **27** (**35.1%**), **25** (**32.5%**) और **2** (**2.6%**) मामलों के लिए वही श्रेणियां थीं। क्षारीय आयनीकृत पानी और प्लेसीबो समूहों के बीच तुलना से विल्मोक्सन परीक्षण के अनुसार **5%** महत्वपूर्णता स्तर पर कोई महत्वपूर्ण अंतर नहीं पाया गया, हालांकि क्षारीय आयनीकृत पानी समूह प्लेसीबो समूह की तुलना में **p** मान के **0.22** स्तर पर महत्वपूर्ण रूप से अधिक प्रभावी था।

प्रभावी और अप्रभावी समूहों के बीच 7, 2 परीक्षण (निरंतरता के लिए कोई समायोजन नहीं) द्वारा समग्र सुधार दरों की जांच करते समय, क्षारीय

आयनीकृत पानी समूह में **64 (79%)** प्रभावी मामले और **17 (21%)** अप्रभावी मामले थे, जबकि प्लेसीबो समूह में **50 (64.9%)** और **27 (35.1%)** मामले थे। परिणाम ने संकेत दिया कि क्षारीय आयनीकृत पानी समूह प्लेसीबो समूह की तुलना में **p** मान के **0.048** स्तर पर महत्वपूर्ण रूप से अधिक प्रभावी था।

केवल **83** हल्के पेट के शिकायतों के मामलों पर विचार करते हुए, क्षारीय आयनीकृत पानी समूह (**45** मामले) में **11** मामलों (**24.2%**) में उचित सुधार, **22** मामलों (**48.9%**) में हल्का सुधार, **17** मामलों (**44.7%**) में कोई बदलाव नहीं और **3** मामलों (**6.7%**) में बिगड़ने की प्रवृत्ति देखी गई, जबकि प्लेसीबो समूह (**38** मामले) में समान श्रेणियों के लिए **3 (7.8%)**, **17 (44.7%)**, **17 (44.7%)** और **1 (2.6%)** मामले थे। समूहों के बीच तुलना के अनुसार क्षारीय आयनीकृत पानी समूह प्लेसीबो समूह की तुलना में महत्वपूर्ण रूप से अधिक प्रभावी था (**p** मान = **0.033**)।

मौलिक लक्षण द्वारा सुधार दर

मौलिक लक्षणों को पुराने दस्त, कब्ज और पेट की शिकायतों (अपच) में विभाजित किया गया और क्षारीय आयनीकृत पानी के प्रभाव का अध्ययन करने के लिए प्रत्येक के लिए समग्र सुधार दर का मूल्यांकन किया गया। पुराने दस्त के मामले में, क्षारीय आयनीकृत पानी समूह में **94.1%** प्रभावी मामले और **5.9%** अप्रभावी मामले थे। प्लेसीबो समूह में **64.7%** प्रभावी और **35.3%** अप्रभावी मामले थे। इन परिणामों से संकेत मिलता है कि क्षारीय आयनीकृत पानी समूह प्लेसीबो समूह की तुलना में महत्वपूर्ण रूप से अधिक प्रभावी साबित हुआ।

www.ingramcontent.com/pod-product-compliance
Lightning Source LLC
Chambersburg PA
CBHW031630170726
47990CB00017B/441